新体系
看護学
全書

別巻

# 生と死の看護論

メヂカルフレンド社

## ◎編集

平 山　正 実　　元聖学院大学大学院教授

## ◎執筆（執筆順）

平 山　正 実　　元聖学院大学大学院教授　　第１章，第２章①-B，第４章⑤，第５章

秋 山　淳 子　　北千住旭クリニック臨床心理士　　第２章①-A

花 出　正 美　　がん研究会有明病院看護部　　第２章②，第４章⑥

新 藤　悦 子　　国際医療福祉大学教授　　第２章③，第４章③-B～D，④

本 家　好 文　　広島県緩和ケア支援センターセンター長　　第３章

大 西　秀 樹　　埼玉医科大学国際医療センター精神腫瘍科教授　　第４章①～③-A

# まえがき

死を学ぶことは，いかに生きるかということを学ぶためにあるといわれる．医療者の間で，生命の量より生命の質を考えるべきだという考え方が普及して久しい．死を学ぶことは，この生命の質を上げるために，必須不可欠の条件であるように思う．健康なときめったに考えない死．それは，盗人のごとく思わぬときに，われわれのところに襲ってくる．そのとき，うろたえることのないように，普段から死への心構えをしておかなければならない．

ところで，医療者にとって，死は日常茶飯事の出来事である．そのため，いつも死別体験をしなければならず，それが慢性ストレスとなり，病的悲嘆に陥ったり，燃え尽き症候群に罹患することは稀ではないといわれる．他方，常に死と直面しているために，死に対する感覚が鈍麻し，死を飼いならし，死者をものとみなしてしまう医療者もいる．絶えざる悲嘆を防衛するために，弱い人間がとるやむを得ない対応とはいえ，淋しい気がする．

医療者が，死に伴う悲嘆に呑み込まれることなく，しかも，死にゆく患者に対する共感性を失わず，たとえ，死という厳しい現実に直面しても，冷静な目をもって，毅然として適切な対応をとることができるためには，普段から死について学んでおく必要がある．

われわれは，看護の場で遭遇するさまざまな死の場面を想定しながら，死にゆく患者をケアするための基礎的知識とその応用の仕方について，記してゆきたいと思う．

なお，本書も刊行以来4年が経過した．その間，緩和医療をめぐる環境にも様々な変化があった．そこで今回，改訂を企画したわけであるが，これを機会に緩和医療の第一線で活躍されている医師と看護師に新たな執筆者としてご参加いただいた．時代を反映させた教材が完成したことを確信するが，読者の方々の忌憚のないご意見を期待したい．

2006年11月

平山 正実

# 目次

## 第3章　真実の伝え方と支え　49



## 第4章　緩和ケアの進め方　59

## 第5章　死をめぐる現代医療の課題　131

# 第 1 章

# 死を考える

# 1 死とは何か

## A 歴史学的考察

あらゆる生物のなかで人類のみが，死を意識し，何らかの死に対する解決策を模索してきた．たとえば，今から約７万年前のものと思われる先史・古代時代のイラクのシャニダール遺跡の洞窟内に安置されていた遺体に花がそえられていることがわかっている．また，人類史上最古の葬制は，シャニダール遺跡とほぼ同じ年代のネアンデルタール人のもとで，すでに現代と同じように葬送儀礼が整っていたといわれる．こうした事実は，人類がこの地球上に登場したときすでに，死者を敬い，かつ丁寧に弔っていたことを示唆している．

ところで，歴史のうえで，死が特にクローズアップされてくるのは，病と戦争である．病と戦争は，人類始まって以来なくなることはなかった．そして，この病と戦争こそ，“死神”が跳梁（ちょうりょう）する場であった．

西欧の歴史のなかで，死がその表舞台に登場するのは，ローマ皇帝によるキリスト教徒の迫害や度重なる侵略戦争，そして感染症によるものであった．しかし，そのなかでも，最も歴史に残る悲惨な出来事は，やはり14世紀から17世紀にかけて発生した黒死病（ペスト）の流行であろう．その背景には，12～13世紀の農業による高度成長期が終了し，農業活動が停滞し，人々は飢餓のため栄養失調に陥り，それに乗じてペストが燎原（りょうげん）の火のように蔓延（まんえん）していったという事実がある．

文献によると，1384年に発生したペストの流行が特に激しく，ヨーロッパの人口は１/３から１/５に減ったという．カトリック教会は，このような時代背景のもとで，信徒らに「死を想え」（メメント・モリ＝memento mori）と警告した．それと期を同じくして，「往生術」に関する書物が多数出回った．また，「死の舞踏」をテーマとする木版画が，教会や墓地の壁画に描かれるようになった．この「死の舞踏」という木版画は，まさに，「死を想え」という思想を，視覚において伝達・普及することを目的としていた．

日本においても，平安末期から鎌倉時代，律令制度が崩壊し，社会秩序が混乱し，争いが各地方で頻発し，末法思想が広がったとき，「往生術」を説く源信（942～1017）の『往生要集』が，一般大衆に読まれた．

フランスの歴史学者のフィリップ・アリエス（Ariès, P.）は，「メメント・モリ」という思想が普及し，終末的雰囲気が時代を覆ったヨーロッパ中世は，「自分の死」を発見した時代であると言った．日本でも，前述した平安末期から鎌倉時代において，民衆は，戦乱のなか，無常感と虚無感に脅やかされていたのであり，この時代，人々は「自分の死」を見つめ，数々の「往生伝」や「地獄草子」，「餓鬼草子」を読んだのであった．

ところで，19世紀以降，西欧において近代医学が発達し，ペストをはじめとする様々な感染症は駆逐（くちく）されていった．しかし，当時の医療技術によって治療できなかった結核やハンセン病，精神障害などに罹患した者は，犯罪者と同じように社会から隔離され，こうした患者は，偏見という目に見えざる“鉄格子”に“封印”されてしまった．現代に入り結核やハンセン病に対する特効薬が開発され，このような疾患に対する差別意識は薄れたとはいえ，まだ決定的な治療薬が生まれていない精神障害などに対しては，今もって社会の目は冷たい．

最近，先進国ではエイズや重症末期癌患者に対して，精力的な取り組みがなされている．日本もその例外ではない．緩和ケア病棟やホスピスはかなり普及してきた．しかし，癌やエイズは，まだ完全に撲滅された病ではない．そのため，これらの病気に罹患した患者の悩みは深刻である．医療者は，緩和ケア病棟やホスピスが「生命の質」を高めるための施設であるという認識をもっていても，患者の側は，「死に場所」と受け止め，「隔離」されたという印象をもっているということをよく聞く．このギャップをどう埋めるかということが，死を学ぶ医療者の今後の課題であろう．

## B 民族学的な考察

死について，民族学的に考察する際に，原始社会あるいは伝統社会，未開社会で暮らす人たちの死生観，世界観，宇宙観，生命観を考察することは重要である．なぜなら，このような社会に住む人々の死生観を調べることは，人類のルーツ（起源）ないし「元型」に位置する人々の死生観，生命観を模索することになるからである．

未開社会に住む人間の生と死は自然と深く結びついている．彼らは，病み死ぬことを他の植物や動物などの生き物が生と死を繰り返すのと同じように，自然のサイクルの一部としてとらえている．したがって，彼らには，現代人のように，「死は敗北である」とみなし，病と対決し，克服しようとしたり，「闘病」しようとする姿勢はみられない．自然のなかで，生き死んでゆく植物や動物は死を隠さない．それと同じように，自然の一部であると考えている未開社会に生きている人間は，特別に死を隠蔽（いんぺい）したり，死と対峙（たいじ）しようとはしない．このような伝統社会や未開社会に住む人々の自然観や死生観の根底にある考え方は，一体どのようなバックグラウンド（背景）をもっているのだろうか．われわれは，その原点ないしルーツは彼らの霊魂観にあると考えている．

未開社会に住む人々は，この世の中に存在する森羅万象，つまり山や岩，海や空，植物や動物に魂や精霊が宿っていると考えた．

人間も死ぬと，その魂は，その自然の精霊や先祖の魂のもとに帰っていくと信じていた．つまり，自然そのものも，精霊や魂という命を吹き込まれて生きているのであって，本質的には，人間のそれと同じであると考えた．その意味で，かれらは，自然と人間とは一体であると考えた．アニミズム的な思考は，このように人間の魂と祖霊や精霊の一体化，および，自然と精霊との一体化を信じている．このように，宇宙の森羅万象は，究極的に同一化され一体化・統合化される．

現代人の死生観，生命観，宇宙観は，こうした伝統的なそれとは大きく異なっている．ヨーロッパ文明を代表とする先進国の人々の考え方の源流をたどってゆくと，ルネ・デカルト（Descartes, R.）の思想にたどりつく．彼は，人間の身体を細分化し，精神と肉体を分離すべきであると主張した．そして，有名な彼の心身二元論は，科学的な医療技術の進歩を促す原動力となった．デカルトは，自然と技術，さらにはその根底にある文化，精神と物質，生と死，主体と客体を分離対立するものとしてとらえた．

他方，すでに述べてきたように，未開社会や伝統社会においては，自然と文化，精神と物質，人間と自然，生と死，精神と身体とははっきり分離されず，全体的，包括的，連続的にとらえている．未開社会に住む人と現代人とを比較すると，このように，死生観，生命観，宇宙観に大きな違いがあることがわかる．

## C 宗教的な考察

生と死に関して宗教的に考察するといっても，この世界には数多くの宗教があり，その各々の宗教について，その死生観を論ずることは筆者の能力の限界を越えることである．そこで，本書では，われわれにとって馴染の深いキリスト教と仏教の死生観について，素描してみたい．

最初にキリスト教の源流となったユダヤ教の根幹となるヘブル思想の生命観，死生観について考えてみる．なお，イスラム教も，ユダヤ教を起源として発展していった宗教であることを記憶にとどめておく必要がある．

ヘブル思想における死生観をひとことでまとめると，「生命」礼讃の思想がその根底にあるということになるだろう．神は，「自ら創造された生命を善しとされた」（『創世記』１章12節）．そして，その生と死の裁量権は神がもっており，生命は神が与え，取り上げる．これが旧約聖書の死生観である．

神は生き物を祝福し，「産めよ，増えよ，地に満ちよ」（『創世記』1章28節）と述べる．そして，長寿と子宝に恵まれることが，祝福のしるしとされた．こうした生命礼讃の思想の延長線上には，徹底した現実肯定主義，現世主義，現実の生の悦びを謳（うた）いあげる思想がある．つまり，この考え方の根本は，この短い人生の間，「今」を精一杯生き，この世で幸せを得ることに最大の価値があると考える．

旧約聖書の「コヘレトの言葉」（伝道の書）には，次のような言葉が記されている．「人間にとって，最も幸福なのは，自分の業によって楽しみを得ることだとわたしは悟った．それが人間にとって，ふさわしい分である．死後どうなるか誰がみせてくれよう」（3章22節）．この書は，紀元前3世紀から2世紀末にかけて成立したといわれる．この書の主張は，人生における最大の幸福は現世で楽しみを得ることである，なぜなら，死ぬとどうなるかわからないからだということにある．

ここには，未来に対する懐疑的な姿勢が見てとれる．しかし，旧約聖書をひもとくと，「死後どうなるか誰がみせてくれよう」といった死に対する虚無的懐疑的な考え方だけでなく，主として，後期ユダヤ教において，復活の思想を予言するような考え方が現れている（『ダニエル書』12：2，『イザヤ書』26：19，『エゼキエル書』17：31－32，37：4－5）．

つまり，ヘブル思想は，現実の生にその重点をおきながらも，苦難のなかにある人々に対して未来に対する希望を与えようとしている．このような思想の流れは，やがて，新約聖書のキリストの死と復活を信ずることによって自らも苦難を超克し，復活し，新しい生命が与えられるという信仰へと継承されていく．

キリスト教における死生観の根本は，罪によって人間は死に服せしめられたという考え方である（『ロマ書』5章12節）．別の個所では罪の支払う報酬は死である（『ロマ書』6章23節）と記されている．ここでいう罪（ハマルティア）とは，「的をはずす」という意味であり，法的罪や道徳的罪を指すのではなく，神との関係性の断絶，離反を指す．

本来，神は，人間によく生きるように律法を与えた．しかし，その律法を守ることができる人間はいない，かえって，律法は心のなかに眠っている罪の実態を明らかにした．その意味で，義人は一人もいない．かくして，人間は自分の努力で死を免れることはできない．

しかし，このような罪人であっても，モラルハザード（自己責任回避）の愚を犯さず，自らの罪を悔い改めキリストの十字架による贖罪を信ずる者は，神が与えた聖霊（プノイマ）を受け，キリストが再びこの世に来られるとき復活し，永遠の命を得るというのが，キリスト教の基本的な死生観である．なお，キリストを信じた者はよき行いを為すことを勧められるが，よき行いをしたから救われるのではなく，よき行いは，キリストにおいて救われたことに対する感謝の気持ちを表すためになされるものである．以上をまとめると，キリスト教においては，キリストはわれわれの罪のために死なれ（『コリント第二の手紙』5章21節，『ロマ書』8章3節），義とされるためによみがえられた（『ロマ書』4章95節『テサロニケⅠ』4章13～17節）．そして，そのことを信じた人は，聖霊の導きのもとキリストが死と復活を経験されたように，われわれも死んでも復活する，これがキリスト教の死に対する考え方であり基本的な死生観である．

次に仏教における死生観について考えてみたい．

紀元前463年頃に生まれたとされる仏教の開祖ブッダ（ブッダとはサンスクリット語で真理に目覚める人を指す）は，人生そのもの，つまり“生老病死”は苦悩に満ちたものであると述べている．われわれの「生」の本質にまつわりついて離れない“老病死”の本質を「苦」と定義したブッダの眼力に今さらながら驚かされる．

ブッダによれば，そうした人生における苦悩は，人間がもつ欲望，つまり執着なり煩悩（ぼんのう）によって生ずるという．彼は，人生における様々な体験をとおして，この世は無常であり，あらゆるものは常住でないと悟る．日本仏教の起点に立つ聖徳太子は，「世間虚仮（こけ），唯仏是真」（「上宮聖徳法王帝説」）と記している．これは，謙虚な自省をもって統治した聖徳太子が仏教の真理を簡潔にまとめたものである．この世の中を虚仮として，否定ないし批判できたのは，彼が人間の欲望それ自体のはかなさ，空しさを知り抜いており，そうした煩悩や執着を根本から相対化し，死を絶えず見つめ，人生そのものに対して諦念しており，死を覚悟していたからであろう．

ブッダの死生観のなかで忘れてはならないのが，輪廻転生（りんねてんしょう）の思想である．この考え方はちょうど，車輪が回転するように人間は死後も生と死を果てしなく繰り返すことを指す．この思想は，仏教の生まれる前のウパニシャット哲学（BC 800～700）においてすでにみられており，後のジャイナ教やヒンドゥー教にも受け継がれ，広くアジア全般に伝えられていった．古代ギリシャ（BC 600～500頃）においてプラトンなどが主張した霊魂不滅思想のなかにも，人間の霊魂が死後，他の植物や動物に生まれ変わって流転するという輪廻説が説かれている．

日本でも『日本霊異記』などを見ると，仏教が伝来（552）すると同時に，この思想が取り入れられたことがわかる．ここで述べられているのは，死後，人間は地獄・餓鬼・畜生・修羅・人間・天上の6つの生き方を転生するという「六道輪廻」は，特に有名である．こうした考え方の背後には，この世における行為と来世における報償とが関係があるということ，つまり，「業」すなわち，因果応報の思想があって，この輪廻思想と因果応報の思想が密接に結びついている[1]．

なお，キリスト教の源流となるユダヤ思想のなかにも，病は人間の罪によるとする因果応報の思想がみられる．イエスは，このような因果論的な考え方に触れず，病という禍にも神の業が現れるためであるという目的論を呈示，新しい考え方を示した（『ヨハネによる福音書』9章1～4節）．紀元前5～6世紀に生まれた仏教の，人間の生は「六道輪廻」するという死生観は，後になって宿命論，運命論に陥る危険性があるとみなされるようになり，無限に輪廻するという考えから離脱し，解脱を目指すのが仏教であるとの考え方が根づくようになる．

つまり，仏教が本来，目指すべき解脱は，回輪・回帰する時間の流れから脱け出し宇宙的生命あるいは大いなる存在自体と一体化してゆくことを志向する．解脱[2]は，本来，サンスクリット語のニルバーナ（涅槃（ねはん））[3]に由来し，本来は，生命の火が吹き消された状態，つまり死を意味する．解脱はこのように，欲望により火のように燃えさかる生命を離脱し，悟りの境地に達することを意味するようになった，キューブラー＝ロス（Kübler=Ross, E.）の死にゆく患者の最終段階で，解脱ないし涅槃といった言葉が使われているが，これは，この言葉に由来している．

なお，インド哲学においては，宇宙の根本原理は，ブラフマン（梵＝Brahman）[4]とアートマン（我=Atman）である．梵我一如は，仏教の源流であるバラモン（ヒンドゥー）教の根本思想の一つである．アートマン（我）は輪廻の本体であり，「真の自己」を意味する．またアートマンは，もともと呼吸，気息（ドイツ語のAtemという言葉は呼吸と関係する．ちなみに，キリスト教の聖霊を意味するプノイマも息という意味をもつ）を意味し，後には，人格的原理を示すものとなった．

ブラフマン（梵）は，宇宙の根本原理である．それは，生きようとする意志を示し，宇宙の意志であるこのブラフマンは，小宇宙である個々の人間のなかに，アートマンという形でつながっている．したがって，神と人間，物心の対立はなくなり，梵我一如の考え方が東洋の宗教思想の根本となる．そして，この世の中にあるものは，究極的にはアートマンとブラフマンを除く一切はマーヤー（幻影）のように実在しないのであるという．

初期仏教においては，アートマンを否認していなかったが，後に縁起説の立場から無我の思想が説かれるようになり，アートマンは存在しないと

---

1）山折哲夫編：世界宗教大辞典，平凡社，1991，p.2050.
2）前掲書1），p.588.
3）前掲書1），p.1460.
4）前掲書1），p.1690.

説かれるようになった．ただ，丸井・護山は，仏教が形而上学的なアートマンを否定する一方で，すべての学派が肯定しているわけではないが「中有」（死から誕生までの中間の生存）という概念を措定しているとし，この中有という考え方が「俱舎論」において展開されている理由こそが，仏教において明確な自己責任の倫理と，自己のアイデンティティの存在を訴えることにあったとしている．つまり，仏教におけるモラルハザード（自己責任回避）を防ぐ仕掛けがそこに存在しているというのである[5]．

## D 生物学的な考察

ひとくちに生物学的死といっても，それは“点”として存在するのではなく，“線”として，つまり，連続したものとして，存在する．

たしかに，死とは，生物個体を構成している細胞の中で生命を維持するために行われている様々な化学反応や物質代謝の過程そのものが，活動を停止し，外見的にも生命現象が停止したことを確認された状態を指す．あるいは，死は細胞や組織によって支えられている意識自体がなくなることであると考える人もいる．そして，意識がなくなれば，人格もなくなると主張する学者もいる．これらの学者は，死を生物学的にとらえているといえるだろう．

中枢神経系の発達していない下等動物には，意識はあるとしても，死の恐怖や不安はない．しかし，人間は意識がある間は，死の恐怖や不安がある．人間が生物的に死ねば，人間であることの証である死の不安や恐怖は消失する．

人工呼吸器が開発され，用いられるようになってから，脳死という概念が生まれ，たとえ生体生命維持機能が失われても，ある程度の時間は心肺機能は維持できるようになった．心臓移植の前提となる脳死状態に陥ってから心臓死に至るまでには時間差がある．心臓死は，呼吸停止，脳機能の崩壊を意味する瞳孔散大・対光反射の消失，心臓の拍動の停止のいわゆる３徴候をもって判定する．なお，角膜や腎臓は，酸素不足に抵抗性があり，心停止後に摘出してもある程度通常の機能を維持できるので，心停止下でも移植できる．いずれにせよ，心臓死後，爪がのびたり髪も生えたりするから，個々の細胞がすべて死に至るまでには時間差があることになる．

単細胞生物では，単細胞の死は個体そのものの死を意味する．しかし，これまで記してきたような多細胞生物である人間の生命現象を観察するとき，脳，心臓，角膜，腎臓，皮膚のどれをとってみても，こうした臓器が

5）丸井浩，護山眞也：インド・輪廻思想の種々相（関根清三編：死生観と生命倫理，東大出版会，1999，p.93.）

形成している細胞の死には，時間差がある．

ところで，人間という生命体は，体内で生と死を繰り返している．たとえば，顆粒球は骨髄内で生まれてから約2週間程度で短い生命を終える．このほか，生体内の細胞は，寿命は異なるとはいえ生と死のサイクルを繰り返すことによって，人間の生全体を支えている．他方，体細胞の一部である癌細胞は，それ自体が死なないことによって，個体全体を滅ぼしてしまう．つまり，癌細胞は他の細胞のように，生と死を繰り返さず，無限に増殖することによって全体，つまり生自体を死に至らしめる．

このように考えてくると，大宇宙も，さらに小宇宙といわれる人間の生命も，生と死，死と再生があることによって，全体の健全性が保たれているようにも思われる．この点に関して興味深いのは，自殺的細胞死（アポトーシス）という現象である．生物体は，多数の細胞から成り立っている．その細胞の働き全体をコントロールしているのが遺伝子である．細胞は，前述したように，死と再生を繰り返す．生体にとって悪影響を及ぼす細胞が生まれようとすると，死を宣告する信号が出され細胞死が生ずる．このメカニズムに遺伝子が関与しているといわれる．この遺伝子は個体を生かすために，特定の細胞を自殺させる．なお，細胞は，分裂するたびにテロメアという染色体の一部が損傷を受け，ある回数以上分裂を繰り返すと非分裂系細胞に変わり，生体はこの機序によって，死をもたらす老化が進むとされる．つまり，この死をもたらす老化のメカニズムに，自殺的細胞死が関与するといわれる．

# 2 死の心理学；死の受容に至るプロセス

## A 死の受容とはどういうことか

司馬遷の書いた『史記』には，秦の始皇帝や漢の武帝などが，仙人が住み不老不死の妙薬があると言い伝えられ霊山として知られた蓬莱山に部下を派遣し，その妙薬を探し求めたという話が載っている．この物語からも，古来，人間にとって長寿への欲望がいかに強いものであったかということがわかる．このような生への欲求が強ければ強いほど，死への恐怖や不安は強くなり，死を受け入れることは難しくなる．

死は敗北であるという哲学を前提とする現代医学にとって，死を受容するということはタブーであった．延命救命に徹すれば徹するほど，死は隠蔽化（いんぺいか）されていく．臨床の現場で病名を告げることが困難であるのも，この「死の受容」という問題が介在しているからである．

人間の不死願望や生への欲望を満たすために現代医学は貢献してきた．たしかに医学は，人間のこうした生への欲求に部分的には応えてきた．しかし，人間の生への欲望は，とどまるところを知らない．たとえば，最近，米国ではクライオニクス（cryonics）という技術が注目されている．この技術は，不治の病に罹患した病人をいったん冷凍化し，半永久的に保存し，その病気の治療法が開発されたとき解凍し，治療を施し，“永遠に”生命を維持しようとするもので，人間の不死願望を成就しようとする目的で開発された[6]．

他方，現代の医療技術をもってしてもなお，治療できない病気や障害は非常に多い．いや，大部分の病気や障害は，完治しないといってもよい．仮に寛解ないし治癒したようにみえても，薬物などによりコントロールされているにすぎない．したがって，患者は，病気や障害とどう共存・共生していくか，その付き合い方，向き合い方が問題になる．つまり，「健康な病み方」が問われなければならないのである．病や障害と向き合い，その重荷と緊張に耐え，前向きに生きていく姿勢こそが，病の受容や死の受容ということであり，このような気持になったとき，その人は，真に「健康」な生き方ができるようになったといえるであろう．

## B 死の受容の可否

### 1 死を拒み続ける人の心理

死を拒み続ける人は，ある意味で運命論や宿命論に挑戦する人たちである．つまり，生きる意志が強い人である．このような人は，これまでの人生を前向きに生きてきた人に多い．それゆえ，医療者は，このような人を軽蔑してはいけない．生きようとする意志をもつ者は，そうでない人よりも命を永らえるという心身医学におけるデータもあるほどである．死を拒否するといっても生きようとする意志を強くもつということと，死ぬ覚悟ができないということとは違う．このような点を踏まえたうえで，死を拒み続ける人の心理について考えてみたい．

死を拒み続ける人の心理を分析すると，その背後には，いくつかの要因が隠されているように思う．

まず，第1に，死によって人は，これまで営々として築いてきた地位，名誉，財産，役割などをすべて失うことになる．このことは人間を絶望のどん底につき落とす．これまで仕事中心主義的な生き方をしてきた人ほ

6）平山正実：死生学の射程（アエラ編集部編：死生学がわかる。，朝日新聞社，2000，p.57.）

ど，死の不安や恐怖が強い．

第2に，死によって人は愛する人と別れなければならない．愛する人に見捨てられる不安は大きい．愛する人と話し合ったり，抱き合ったり，共に行動できなくなることは，死にゆく者にとっても，残される者にも大きな苦しみである．

第3に，自分が死んだあと，どこに行き，どんな状態になるのかといった死後の自分のあり方に不安を抱く人の場合，死を受け入れることは難しい．

第4に，俗に「死んでも死にきれない」重要な精神的問題を抱えているとき，人は死を受容することができない．たとえば，長い一生の間に犯してはならない罪を犯し，和解ができていないとか，相手の罪をどうしても許すことができず，死んでいかなければならないなどというような複雑な問題を抱えていながら，死と対峙することは，死の恐怖や不安を増幅させる．

## 2 死を受容する人の心理

死を受容する人には，2種類ある．現実が厳しい状況にあるために，その現実から逃避したいと考えたり，生きることを諦めざるをえず，やむをえず死を受容せざるをいない人と，これまで歩んできた人生や未来を肯定的に受け止め，積極的に死を受容していこうという人がいる．前者は諦め型，あるいは現実逃避型，つまり消極的受容型といってよく，後者は，積極的受容型といってよい．

諦め型の人は直接，病気と対峙することを避ける，あるいは，病気のことを直接，医師や家族からは知らされていないが，うすうす自分の病気が悪性のもので，予後もよくないことをすでに気づいているようなケースに多い．

病名が告げられていない患者は，はじめは回復に対する強い「希望」をもっている．しかし，その希望に反して病状が悪化し，体力が低下していくと疑念が生じ，不安のなかで悶々として毎日を過ごすことになる．彼らは，「もしかしたら自分が悪い病気かもしれない」いや「自分に限ってそんな病気になるはずはない」，「医師や家族に真実を尋ねたいが，相手の気持を考えて聞けない」といったように疑心暗鬼な気持に囚（とら）われている．そして，周囲の説明もないまま，どんどん病勢が悪化していくと，もうこれ以上生きていても社会や家族の負担になるし，家族にも迷惑がかかるので早く死にたいと思うようになる．

このように考える人は，主に社会や家族など周囲の立場を考慮して生きることを諦めようとする．また，自分の身体的・心理的要因から，生きることを諦める人もいる．具体的には，激しい疼痛や呼吸困難，全身状態の悪化による生命の質（QOL）の著しい低下，それに伴って，人間の尊厳が損われる“スパゲティ症候群”になることへの危惧，愛する人との離別の悲しみ，自己消滅や死後への不安，後悔・罪責などに伴う精神的負担に耐えることができず，生きることを諦め，生からの解放を願うタイプで，いわば，消極的受容型の人であって，ここでは諦め型と定義する．

諦め型の死によって終末期を締めくくろうとする人は，絶望感，無力感，無関心，後悔といった感情に囚われており，ニヒルな冷たさや，おどおどした態度，空しさ，強い緊張感が，ベッドサイドにただよっている．

諦め型，つまり死の消極的受容者——死をやむをえず受容せざるをえない人といったほうがよいかもしれないが——に対して，死を積極的に受け入れていこうとする人がいる．

死を積極的に受容していこうとする人の特徴を挙げると，次のようにまとめることができる．

死の積極的受容という問題を時間系列で考えるとすると，このような人はまず過去については，自分がこれまで歩んできた生涯に対して肯定的に評価していることが大きな特徴である．たとえ，彼らの人生において後悔すべき出来事があったとしても，他者との関係において，悔改めと許しと和解が成立している．また，たとえ若いとき描いた夢が完全に実現できなかったとしても，これまでの過程（プロセス）をしっかりと評価することができ，その生を十分燃焼し尽くしたという充実感をもっている．現在についていえば，“今”を大切に生きることができる人である．

また，他者との関係性についていえば，自ら病名や死について語りたいと望むとき，周囲の医療者や家族が，その問いかけに応ずる姿勢をもっていることが，その受容を助ける．その反対に，患者が病名や死について，尋ねようとしないとき，周囲の人々は，そのことを考慮してケアをしなければならない．このような配慮があってこそ，患者は，死を受容することができる．

また，病名を告げるか否かの問題だけでなく，周囲の人々との間に信頼関係が保たれていることこそが，死の受容を促す大切な条件であることと銘記しておく必要がある．さらに，終末期において死を受容していくためには，社会的必要性や身体的必要，つまり疼痛や呼吸困難に対するコントロールがなされなければならない．

また，未来に対しては，神や大いなる存在への信仰が与えられ，再生への希望が与えられ，死後の恐れや不安が解消されることが，死の受容を促すものと考えられる．

# C 死の受容に至るプロセス

死の受容に至るプロセスについて考える際に，必ず引用されるのがキューブラー゠ロス（Kübler゠Ross, E.）のチャートである（図1-1）．彼女は，医療のなかに初めて「死の受容」という概念を導入した精神科医として有名である．

重篤な疾患に罹患した患者は，その病名が知らされていない場合，初めは回復に対する強い希望をもって闘病生活を始める．その希望に反し病状が悪化し，体力が低下してくると不安や疑念が生じてくる．自ら病名や予後について周囲に尋ねたいが，恐ろしい．また，尋ねられたとき相手がどう答えてよいか当惑するだろうという他者へのいたわりの感情もある．このように患者の心は，病状と余命について毎日考え，思いめぐらし，揺れ続ける．

しかし，いよいよ自分が致死性疾患に罹患しているということが，周囲の告知によるか，あるいは自ら悟るか，いずれにせよその事実がはっきりしたとき，患者はまず，その事実に「衝撃」を受け，それを「否認」しようとする．これが，キューブラー゠ロスの悲嘆の5段階の第1段階である．

彼女の説明によれば，衝撃と否認の段階において，患者はまず「自分に限って，そんなに重い病気にかかるわけはない」という気持ちと，「不治の病にかかってしまって，ショックだ」，「青天の霹靂（へきれき）のように感じた」，「一寸先は闇だ，頭の中が真白になった，どうしてよいかわからない，呆然自失の状態だ」などと思う．そして，すぐには自分が不治の病にかかったことを受け入れることができない．現実感覚そのものが混乱し，失見当識や昏迷などに陥る．しかし，この否認の段階を経過することは，悲嘆のプロ

図1-1●死の過程の諸段階

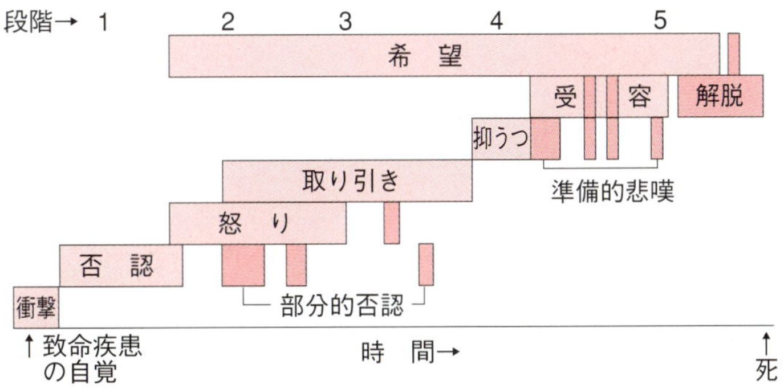


出典／E.キューブラー゠ロス，鈴木晶訳：死ぬ瞬間；死とその過程について，読売新聞社，1971.

セスを経て立ち直るための，必要不可欠な条件であるといわれる．なぜなら，この否認の心理機制は，死が避けられないと知ったとき，その衝撃を和らげるための生体の防衛反応であるといわれているからだ．

第2段階は「怒り」である．つまり，患者は，「なぜ自分は死ななければならないのに他の人はあんなに元気で生きていられるのか」「周囲の人が嫉ましい．不条理だ」といった感情に囚われ怒りがわき上がってくる．怒りの対象は，神や医療者，家族に向けられる．また，「こんな病気になったのは自分が悪いことをして天罰を受けたのだろうか」と，自己に対して怒りをぶつけることもある．

第3段階は，「取り引き」である．この段階で患者は，「もし，病気を治していただいたら，そのお礼に神と人とを喜ばせる良い行いをします．神を信仰しますし，人を愛します」と言ったり，「自分はよい人間になります」と誓ったりする．つまり，病気が治ることと引き換えに，神と人とを喜ばせ，自分も善人になるという取り引きをするようになる．

衝撃を伴う否認の段階や怒りの段階では，病気のことや死の不安で頭がいっぱいになり，他者や超越的存在について思いをめぐらすゆとりがまったくない．しかし，この「取り引き」の段階では，精神的余裕が出てくる．死にゆく患者の悲嘆の過程において，このような一種の「なかなおり」現象がみられるということは，注目すべきことである．この時期には，周囲の人々とコミュニケーションが可能になる唯一のチャンスである．それゆえ，この時期に，積極的な精神療法的介入やスピリチュアルケアがなされるべきである．

第4段階は「抑うつ」である．どんなに周囲と取り引きをしてみても，病勢がいっこうに改善せず，徐々に悪化していくことに気づいたとき，患者は，「もうだめだ，死は近い」と気づくようになる．このような段階において，抑うつ感情に囚われる．そして，過去の過ちや自ら計画していた夢を果たせなかったことへの後悔，さらには未来に対する不安など，すべての事柄を否定的にとらえ落ち込んでしまう．

第5段階は，「受容」である．この段階に至り，患者は，初めて死を自然なものとして受け入れることができるような境地になるという．しかし，この受容という言葉は奥が深く，多義的な意味をもっているように思う．具体的には，諦め型とみられる消極的受容をもって生を終わる人や，これまでの生や今の現実を肯定し，将来に希望をもって死ぬことができる積極的受容型の2種類の人がいることは，前項で指摘した．

キューブラー＝ロスのチャートによると，そのほか「解脱」（デカセクシス）という段階があると記されている．

ここで，解脱という考え方について説明を加えておきたい．解脱は，インドのヒンドゥー教や仏教において，輪廻思想の発生とともに登場した概念であって，輪廻や業からの脱却を意味し，人生最高の目的と考えられたということは，すでに前節「C　宗教的な考察」の項で触れた．解脱は，個人の死後の運命にかかわるものとされ，永遠の生，不死，成仏の意味で使われていることもある．

また，解脱は自己についての真実に目覚めた状態で，この境地に達したとき初めて人間は，この世の苦しみから解放されるという．解脱は，単なる観念論ではなく，必ず自らの覚醒ないし悟りの境地に到達することが特徴であるとされる．仏教では，修業により自分自身が仏になることが解脱することであり，そのように自ら悟り，覚醒することが救いであるとされた．

ちなみに，世界のもろもろの宗教のなかで死にゆく者の救済という問題を考える場合，キューブラー＝ロスの挙げた解脱的方向以外に，抑圧や苦しみ，死からの解脱は自力ではない他力，つまり，神の一方的な憐れみと恵みによって成就されるとする救済的な方向性をもつ宗教経験がある．このようないわゆる救済型宗教経験の中核的な存在はキリスト教であって，死の克服は，自らの罪の悔改めとイエスの十字架による贖罪の信仰と復活によるとする．こうした救済的宗教経験は，キリスト教だけではない．仏教における浄土真宗の信仰による系譜もそのなかに加えることができよう．

ところで，キューブラー＝ロスの図の上方に「希望」という言葉が記されている．この点について触れている人は少ないが，死にゆく患者にとって，希望という概念をはずしてはならない．人間は，どのような境遇に陥っても，何らかの希望をもつものである．希望は，治療法にかかわることもあるし，人と人との愛と関係することもある．また，自然環境や住むところなど生活環境によっても生まれることある．いずれにせよ希望は，心や病気の治癒に影響を与える．また，自分が何らかの生きている意味を見出したり，信仰をもっている場合なども，そのこと自体が希望となるといえるだろう．

以上が，キューブラー＝ロスの呈示した死にゆく過程のチャートの説明と解説であるが，ここで注意しておかなければならないことは，死にゆく人がすべて，この段階を追って死に至るとは限らないということである．否認の段階で死を迎える人もあれば，怒りや取り引きの段階で終わる人もいる．また，抑うつから自殺に至り，自ら生を完結する人もいるだろう．その過程は，患者のこれまでの生き方，身体的・心理的条件，信仰観，生命観，死生観によって異なり，ある段階で中断されることもあるし，行きつ戻りつしながら終末に向かうこともある．

表1-1●末期患者の死に至る心理的経過

| | | | |
|---|---|---|---|
| 昇華相（phase） | Ⅱ<br>闘争心<br>克己心<br>挑戦する思想 | Ⅳ<br>希望，感謝<br>和解<br>善行<br>信頼 | Ⅵ<br>平安<br>充実感<br>至福感<br>委譲する心 |
| 死に至る患者の心理的経過（stage） | 拒絶期 | 動揺期 | 受容期 |
| 退行期（phase） | Ⅰ<br>怒り<br>憎しみ<br>罪責感<br>希死念慮 | Ⅲ<br>疑惑<br>猜疑<br>被害感 | Ⅴ<br>あきらめ<br>怨み，落胆<br>無力感，空虚感<br>宿命的な考え |

出典／平山正実：末期患者の死に至る心理的経過（河野友信編：ターミナル・ケアのための心身医学，朝倉書店，1991，p.102.）

著者は，このような点を踏まえて，自ら死にゆく人の心理プロセスを示すチャートを作成したので呈示する（表1-1）．この図では，横軸に拒絶期，動揺期，受容期という経過（stage）をとり，縦軸に病気や死を肯定的・積極的に受け止め，前向きに生きようとする昇華相と，自己の病気や死に対して否定的・後向きな態度をとろうとする退行相とに二分した．このようなチャートにまとめると，死にゆくプロセスというものを，多少動的（ダイナミックス）にとらえることができる．

### D 死の受容を援助する者にとって大切なこと

最後に，死にゆく患者の死の受容を援助する者にとって大切なことをまとめて表にした（表1-2）．

## 3 生と死の教育の意義と医療者

### A 生と死の教育の必要性

生と死の教育はなぜ必要なのだろうか．それは，われわれが生命を与えられている以上，必ず死ぬべき存在であって，この事実は決して避けて通ることができないからである．現実には，自分や家族が死に直面したとき，身体的・心理的・社会的，あるいはスピリチュアルな配慮が必要になる．われわれは，健康なとき，前もってこのようなことをきちんと知っておく必要がある．

ところで，日本の社会または個人は，病気あるいは悲嘆や死をしっかり

**表1-2●死の受容を援助するものにとって大切なこと**

Ⅰ　基本的な心構え
(1)「場」の設定について
(a) 定期的に訪室する
(b) 面接には，十分時間をとる
(c) 患者がベッドに横臥しているとき，援助者はその目線が見上げる位置に座る
(d) 個別面接が可能な患者に対しては，静かな個室で，プライバシーが確保できるように配慮する
(2) 患者に関する情報の評価と分析
(a) 医療者や家族の患者に関する情報を集め評価する
(b) 患者の生活歴，結婚歴，性格，価値観などを知る
(c) 患者の表情，立居振舞，衣服，雰囲気を観察する
(d) 患者の言行や，陽性感情や陰性感情に気をつけ，その背後にある考えを見抜く
(3) 面接姿勢
(a) 患者の訴えをまず傾聴する姿勢を貫く．ただ聞くだけでなく，集中して聞く．そして，その訴えの本質的意味を素早く把握する
(b) 訴えは，表出させたほうが治療的効果があることを知っておく
(c) 患者の発言は，途中でさえぎらない．沈黙にも意味があることを知る．どうしても発言がないときは，患者が一番関心をもっていそうなことを聞いてみる
(d) わかりやすい言葉，元気や勇気を与える言葉かけをするよう心掛ける．専門語は避ける
(e) 情緒的支援と相手の責任を問うこととのバランスのとれた働きかけをする
(f) 陽性転移や陰性転移の処理の仕方を学ぶ
(g) 言葉的コミュニケーションが難しい部分は，スキンシップなど，非言語的コミュニケーションや，絵，音楽，本などを媒介にしてコミュニケーションをとる
(h) 患者の家族に対する配慮を忘れない
(4) 治療者自身の問題
(a) 治療者が燃え尽きないよう工夫が必要である
(b) 治療者の患者に対する陽性または陰性の逆転移の処理の仕方について知っている
(c) 自己の限界について気づいており，役割分担とチーム医療を行う心のゆとりをもっている

Ⅱ　死にゆく患者は，どのような援助を求めているかということについて，きちんと把握しておく
(1) 周囲の人との信頼関係あるコミュニケーションを求めている
(2) 美しいもの（文学，音楽，絵，自然など）に触れたいと思っている
(3) 身体的・心理的・社会的支援を求めている
(4) 苛酷に耐えることの意味，死後どうなるか，人や神との和解などスピリチュアルな問題に関心がある
(5) どのような死に方をしたいか知っておく
(a) 最後まで少し身体的精神的不具合（疼痛など）があっても，親しい人とコミュニケーションを保ちながら死にたい
(b) もう苦しいので，多量の麻薬や鎮静（セデーション）効果のある物を投与してほしい
(c) なるべく早く自然にこの世から旅立ちたい

と受容できるように訓練されてはいない．たとえば病名告知一つとってみても，日本では長い間タブー視されてきた．また，ホスピスの普及度という点をみても，日本は英米のそれと比較するとまだまだ見劣りがする．こうした背景には，日本人の宗教観や死生観，人生観，生命観が深く関与しているように思われる．つまり，日本人の間で死はタブー視されてきたという事実を，われわれは率直に認めないわけにはいかない．

この問題と関連してくるが，日本人は，生や死といった重大な事柄を，自己の責任において，はっきりと決断する精神的風土をもっていないように思われる．つまり，個より集団の意向を重視する．そのために，これまで日本人は生死にまつわる重大な決定を，家族や医療者に任せてしまう傾向が強かった．つまり，日本では，お任せ医療や医師のパターナリズムが横行してきた．そして，病名を告げることを含め，重要な事柄は患者よりも家族が代行し決定してきた．そこでは，患者の自立性や自己決定や自分で責任をとることは疎んじられた．

本来，自分の病気のことや，遺伝子診断による将来の運命に関しても，それに関する正確な情報を受けるのは本人であって，その事態に対してどう対処するかということも，基本的には本人の意志が優先されるべきである．今後，医療が進歩するにつれて，生と死に関し，われわれ一人ひとりが自分で決断しなければならない場面が増えてくると思う．そのためにも，われわれは，もっと精神的に自立していなければならない．そして病気や死について，若い頃から真剣に考え，受容できるだけの精神力と人格的成熟性を育む必要がある．

死について，日本人が自分で考えるという慣習（エトス）をもっていないのは，日本人が，すでに指摘したように先祖や家族への強い同一化傾向をもっているだけでなく，現代の日本の社会が，生産性や業績のみに高い価値をおき，強さや若さや生を重視し，老いや死はできるだけ考えないようにしてきたことと強いかかわりがある．

今後，われわれ一人ひとりが精神的に成熟し，死や病について真剣に向き合う社会を形成していくためには，若い時から，学校や社会において生と死の教育がなされる必要がある．

## B 医療者にとっての生と死の教育の意味

人間の命は有限である．つまり，人間の寿命には限界があるという事実は，千古不滅の真理である．しかし，最新の医学や医療技術を信奉する医療者によって教育された学生は，死は敗北であるという哲学をたたき込まれ，延命・救命のみが最大の価値であると考えるようになった．しかし，冒頭でも述べたように，いかに有能な医療者であっても，患者の寿命を永遠に延ばすことはできない．

臨床の現場で働く医療者ならば，いつか必ず人間の死に直面することになる．医療者は，予後が不良になった患者に対しても，適切な判断を下さなければならない責任がある．

医療者が患者の死と直接向かい合わなければならなくなったとき，うろたえるようでは，もう遅い．それゆえに，医療者は，医療を志した学生の段階から生と死の教育が必要になるのである．

## C 対象・内容・方法

医療者に対する生と死の教育は，大別すると3つの側面から行われなければならない．

### 1 専門的知識の伝達

医療現場において問題となる生と死に関する専門的知識が伝達されなければならない．具体的な内容としては，植物状態の患者，末期患者に対する医療，安楽死と尊厳死，脳死と臓器移植，人工妊娠中絶，人工授精・体外受精，病名を告げること，遺伝病と生命の質，緩和医療とホスピス，エイズ，自殺といったテーマに関する基本的知識を学べるようなカリキュラムがつくられる必要がある．

### 2 態度・価値観の伝達

医療者に対する生と死の教育にとって大切なことは，医療者自身がどのような死生観をもって医療に携わるかということである．つまり，医療者の態度，価値観，姿勢が大切な課題になる．

現代医療の目的は患者の病気を治療することにある．つまり，延命救命を目的としている．具体的には，手術，化学療法，放射線療法，免疫療法，レーザー療法，温熱療法，移植や遺伝子医療などがある．これらの最先端の医療技術は，自然科学的な方法論に基づいて使われる．このような自然科学的な方法を用いての科学的治療法は，患者を一度，モノに還元し，客観化し対象化する．それゆえ，身体を一つの機械の部品とみなす．このような生命観は，結局われわれが，人間の身体をどう考えるのかという問題に帰着する．

つまり，生と死の教育を行う場合，医療者の身体観が問われることになる．近代的な身体観を考える場合，すでに述べたようにデカルトの二元論が原点であるといわれる．彼は，人間の身体をからだと心にはっきりと区別した．ここから，近代・現代の人間機械論が展開されるようになり，この延長線上に治療（cure）中心の先端医療技術社会が生まれてきたと考えることができる．

しかし，このような実証主義的な身体観は，すでにギリシャの哲学者であるソクラテスらにそのルーツをたどることが可能である．他方，東洋における身体観は，からだ全体を一体的にとらえようとする．このことは漢方医学の病気に対する見方，考え方をみればよくわかる．また，人間のからだも自然のなかの一部であるとみなす視点も，西欧的な考え方とは異なる．

ところで，ユダヤ・キリスト教の身体観はどうか．そこでは，からだ(ヘブライ語＝bāśār，ギリシャ語＝Sōma）が人格的・全体的・総合的にとらえられる．ギリシャ語のSōmaは，現代の心身医学（Psychosomatic medicine）という言葉にも反映されているように，人格的，全体的に人間や病気をとらえようとしている．からだ（ソーマ）は，人間の外面を構成する肉体（サルクス）と内面を形づくる魂（プシュケー）を統合したものとからなる．この点についてもう少し丁寧にみていくと，三元論を説く新約聖書によれば，人間は「からだ」（ソーマ＝body）と「精神」あるいは「心」「魂」（プシュケー＝soul）と「霊」（プネウマ＝spirit）の3つをもって完全な存在としてとらえている（I　テサロニケ，5：23）．しかも，そのからだは，他者との責任性を伴った交りを伴う関係的な存在としてとらえられる．たとえば，人間のからだとからだの結合を意味する性的交りは，キリスト教においては単なる身体的結合を意味するのではなく，すぐれて人格的・関係的結合を目指す行為である．

このように，からだは生命と人格的関係，さらには，その関係性に基づく行為全体を意味した．そして，こうした身体論は，復活と関連して朽ちない「霊のからだ」（I　コリント，15：44）という言葉が象徴しているように，時間や空間という枠組を超越した未来の宇宙的なスピリチュアルな世界にも及んでいる．

すでに述べてきたように，現代医療や医学は，デカルトの心とからだを分離する二元論に基づく人間機械論に依拠している．それは，先端的な科学技術を駆使して行う治療中心の医療である．この場合，病人は病気をもった存在であり，その病気を除去することが治療の目的となる．他方，東洋やユダヤ・キリスト教の身体観や生命観は，病気よりも病人を全体的・包括的・統合的にみようとする．このような考え方を，現代医療の立場からみると，末期医療のQOLを重視する視点や看護における気遣い・保護，世話や配慮に重点をおく治療（care）の見方に近い．つまり，全人的医療の立場である．

生と死の教育を行うにあたって，指導者は学生に対して，医療者として自立していくとき，このような身体観や生命観の相違をきちんと知らしめ，彼らが治療者の姿勢の基本をどのようなところにおくことが大切かということを教えておく必要がある．

## 3　技術の伝達

医療者に対する生と死の教育を行う場合，その技術的側面を無視することはできない．なぜ技術的な面が重視されなければならないかというと，対象となる患者は苦しみと悲しみのなかにあるということを理解するためである．相手を治療するためには，まず相手がどんな気持ちでいるのか，何を求めているのかということをはっきり把握しなければならない．そのためには，相手を理解する技術が必要である．

相手を理解する技術はいろいろあるが，ここでは3つの技術について述べる．

第1は，カウンセリング技術である．カウンセリングの基本は，まず相手の言っていることをよく傾聴し，いったん受容し，相手の訴えを支持し保証する．ついで，カウンセラーと患者との対話のなかで，患者は自らの心のなかを洞察し，気づきを与えられ，人格的に成長していく．このための援助をするのがカウンセリングである．

第2に，心を理解する方法の一つとして，ロールプレイがある．ロールプレイとはその名のごとく，プレイ（演技）を行うことによって，自分と他人の気持ちを理解していくことを目的とした技法である．具体的には，観客の前で，自分が患者や家族や治療者になったつもりで，各々の役割（ロール）を演技（プレイ）する．観客は患者や家族であることもあるし，医療者であることもある．テーマとしては，たとえば，医療者が患者・家族の前で患者の病名を告げる場面を想定し，どのように受け答え，どのように振舞うかを演じてみせる．

ロールプレイの特徴は，人生における危機的場面において，人間の理性や恐れ，不安，希望などの感情や態度全体が，浮き彫りにされることにある．このようにロールプレイは，演じている者にも観客にも，死や生に対する歪んだ知識や未熟な感情，態度を気づかせることを目的としている．その場合，演技者と参加者が，どのような点に気づきを与えられたのか，その気づきは正しいかどうかを指導者は評価し，改善する役割を担う．

第3の技術は，サイコドラマ（心理劇）である．サイコドラマは，20世紀初頭，オーストリアの精神療法家のモレノ（Moreno, J. L.）によって創始されたもので，集団精神療法の一つとして位置づけられている．

サイコドラマの主演者は，医師や看護師や配偶者の役割を演じる．他方，補助自我という役割を担う人がいて，主演者の感情や考え方を表出する．つまり，補助自我は，主演者が他者の目にどう映るかを再現する（これを二重自我という）．補助自我が主演者の姿を再現することによって，主演者は，観察者の目から自分の姿を観察できる．このことにより，主演者は自分の意識・考え方・思考を拡大させるとともに，不安や恐怖や抑うつといったネガティブな感情を解放することができる．これを浄化（カタルシス）という．また観客も，自らの問題点に気づきを与えられ，心のなかにある葛藤や悩みを発散させ，心が癒やされる．これを集団カタルシスという．

なお，生と死の教育にこのサイコドラマを利用するとすれば，死にゆく者が抱えている様々な問題，具体的には，心理的葛藤，未解決な問題，未知の死後に関する世界に対する不安や希望などがテーマになるだろう．

いずれにしても，医療者に対する生と死の教育は，知識の面，態度や価値観の面，技術の面の三方向から行われなければならない．

第2章

# 死に直面した人間の現実

# 1 死の受け止め方

死にゆく人の「死の受け止め方」は，時の流れやその時々の状況によって変わっていく．

特に，死に影響を及ぼす要因には以下のようなものがある．

①病気の重さ，苦痛の度合，期間
②心理的・精神的問題
③社会的・経済的問題，家族の理解度
④死生観
⑤性格，既往歴，性別，知能程度
⑥宗教の有無

などである．

また，患者をケアする側からは以下のような影響がある．

①バッドニュース（敗北宣言）の知らせ方，インフォームドコンセントの仕方
②介護力や看護力
③燃えつき度
④患者観や看護観
⑤チーム医療を行う際の合意形成能力

臨床看護を行うにあたっては，これらの影響を考慮する必要がある．

ここでは，“発達年齢”や“死に至る過程”の違いに焦点を合わせて，「死の受け止め方」について考えてみる．

## A 発達年齢の違いが死の受け止め方に及ぼす影響

### 1 乳幼児期

ここでの乳幼児期とは，出生（0歳）から就学前（5歳）までを示す．この年代の子どもは知的・情緒的な発達が不十分であるため，死についての明確な認識があるとはいえない．しかしボウルビィ（Bowlby, J.,1951）の「母性愛剥奪（はくだつ）（maternal deprivation）」の研究からわかるように，この年代の子どもは，特定の養育者が不在になった場合，心身の発達が阻害されるのである．たとえば，母親が少しの間見えなくなったときでさえ，子どもは泣いて強い不安を訴える．このことから，この年代の子どもは，死そのものを理解することはできないものの，親しい人を失った際に，特

定の反応を示すことがわかる．つまり愛着の形成の可否が，この年代の子どもの「死の受け止め方」に，大きな影響を及ぼすといえよう．

またこの年代の子どもは，環境に大きく依存している．特にスターン（Stern, D. N.）が「情動調律（affect attunement）」とよんだように，養育者からの応答が，子どもたちに与える影響は大きい．そのため，たとえば母親が親しい人を亡くして悲しみにくれている場合，子どもは母親の死別の悲嘆の影響を少なからず受けることになる．このことから養育者の「死の受け止め方」が，子どもの「死の受け止め方」へと，潜在的に影響を与えることがわかる．つまり養育者との相互作用によって，この年代の子どもの「死の受け止め方」は形成されると考えられるのである．

## 2 児童期

ここでの児童期とは，小学校（6～12歳）段階のことを示す．精神分析のフロイト（Freud, S.）はこの時期を「潜伏期（latency period）」とよび，前後する「乳幼児期」や「青年期」と比較して，心身の発達においては，比較的安定した時期だと考えた．通常，潜伏期は初期，中期，後期の3期に分けられるが（Williams,M., 1972，皆川，1986），ここでは初期と中期を「児童期前期（小学校1～3年）」，後期を「児童期後期（小学校4～6年）」として分けて考えてみたいと思う．

児童期前期の子どもは，「死」の概念を十分に理解できるとはいえない．たとえば，男の子が遊びのなかで戦闘シーンを展開するとき，相手を殺したり，自分が殺されたりする．この場合の子どもの「死の受け止め方」には，痛みや悲しみの感情は伴わない．なぜなら死んだはずの相手も自分も，すぐに生き返って再び戦いが続行できるからである．乳幼児期にすでに獲得された対象恒常性が，心の世界では生の無限性を支えるのである．しかし他方で，家で飼っていたペットが死ぬと，深い悲しみを表現するようになる．またこの死別の悲嘆（grief）がうまく処理できない場合，心身に影響を与えることになる．つまり現実の世界で起きた死は，この年代の「死の受け止め方」に大きな影響を与えるのである．

児童期後期の子どもは，知的・情緒的な発達により，「死」の概念を徐々に理解することができるようになる．たとえば，この年代の子どもは「自分が死んだらどうなるだろう」と考える．自分の死を周りの人がどのように感じ，また死後の世界がどのようなものであるかを想像するのである．まだ未分化ではあるが，自我が芽生えはじめているため，想像の世界のなかで自分の死（一人称の死）を考えることができるようになるのである．また親しい人の死（二人称の死）に直面した場合，父親を亡くした子どもは深い悲しみを表現するが，それと同時に「お父さんが死んだのは，ぼく

(わたし）が悪い子だったからだ」など，自分を責める発言をすることがしばしば認められる．児童期後期は厳しい超自我が形成されやすい時期であると考えられている．つまり超自我の形成が，「死の受け止め方」に大きな影響を与えていることがわかる．さらに戦争や殺人事件などで人が死んだ場合（三人称の死），この年代の子どもは，その死を十分に悼（いた）むことができる．この年代になると，「死の受け止め方」が次第に分化していることがうかがえるのである．

## 3 青年期

ここでの青年期とは，10歳から30歳くらいまでを示す．現代は第２次性徴を特徴とする身体的成熟が，発達加速現象によって低年齢化を示す一方で，就職・結婚といった社会的成熟は遷延（せんえん）化している．そのため青年期を年齢的には，先述のように長くとらえる傾向が一般的になりつつある．いずれにせよ身体的・心理的・社会的には急激な変化を遂げる時期であり，かつては“疾風怒濤（しっぷうどとう）の時代”とよばれた時期なのである．

さて，この時期の重要な発達課題の一つに「自我同一性（identity）の確立」があげられる．すなわちこれまでの経験をもとに，自分の価値観や死生観などを確立していくことである．しかしこのことは，同時に危機（crisis）にも陥りやすいことを意味している．少し古い例になるが，1903（明治36）年に「巌頭之感」を遺して，日光の華厳の滝に身を投じた青年藤村操がいた．彼は生きる意味を深く追求し，死に強く魅了されて自殺したと考えられている．また当時，この藤村に追随して自殺した青年も少なからずあったという．これらのことから青年期の「死の受け止め方」には，あこがれに近いものがあり，オール・オア・ナッシング（all or nothing）の考え方に陥りやすいこと，また他者の死に影響を受けやすいことなどが認められる．

しかし「青年期はかつていわれたような危機の時代ではない」とする“青年期平穏説”が出されてからも久しい．「新人類」「新々人類」といった現代青年のなかには，未成熟で自我同一性が拡散した青年もおり，ステューデント・アパシー（無気力）や引きこもりといった表現をとる者もある．このような青年の「死の受け止め方」は，ネガティブで恐怖に近い過敏な反応を示すものと，虚無的な投げやりなものとがあるといわれている．また行動化といった表現をとる青年のなかには，「リスカ（リストカット；手首を傷つけること）」や「アムカ（アームカット；腕を傷つけること）」とよばれるような自傷行為を繰り返す者もいる．これらの青年の「死の受け止め方」は，その呼び名のとおりに，いたって軽いものになっているといえよう．

いずれにしても青年期は，知的・情緒的には死を十分に理解し，受け止めることができる年齢にはなっている．しかし「思索としての死」の肥大化が顕著であり，実際の命に対する実感は，比較的乏しいものと考えられる．

## 4 成人期

ここでの成人期とは，レビンソン（Levinson, D.J.）の区分を参考に，主に30代を考えることにする．疾風怒濤の青年期を過ごしたこの年代は，自らのアイデンティティに確かさを感じられるようになり，男女ともに「社会人」または「家庭人」として，安定した日々を過ごすことになるといえよう．

一般に男性は20代で得た仕事に習熟し，「働き盛り」といわれる忙しい時期を迎えるのである．また子どもをもうけて，一家の主としても責任が重くなるのである．女性の場合は子どもを産み，育てる役割を多く担い，まさに「子育て真っ盛り」になるのである．最近では仕事をしながら育児をする女性も増えているので，女性も男性同様もしくはそれ以上に，忙しい日々を送ることになると思われる．このように充実した毎日を過ごすこの年代は，「生」により力点がおかれ，また実際に健康面でも比較的恵まれているため，自分自身についてじっくり振り返り，自らの死（一人称の死）を意識する機会はほとんどないと考える．したがって「死の受け止め方」も，楽観的になりやすいといえるのではないだろうか．

そして成人期は，友人も同世代であれば，健康面では比較的安定しているため，死別を経験することは少ない．また自分の親についても，年齢的にはまだそれほど老いてはいないため，親の死に直面することも稀であると思われる．したがって親しい人の死（二人称の死）からも，遠ざかる年代であるといえよう．そのためこの年代の「死の受け止め方」には，ある程度の距離があると考えられる．

しかし，子どもの死亡率が低い日本にあって，不幸にして自分の子どもを亡くした場合（二人称の死），この年代の親は「なぜわが子が死ななければならなかったのか」と深く悲しみ，それと同時に，死に対する不条理に怒りさえおぼえるのである．あるいは「自分のせいで子どもを死なせてしまったのではないか」と，強く自責の念にもかられるといわれている．さらに昨今では，幼い子どもが殺される事件（三人称の死）がよくニュースで報じられている．その際にこの年代の親は，それらの事件をもはや人ごととしては考えられないのである．「もしかしたら自分の子どもも犠牲になるのではないか」と現実的な不安を抱くのである．これらのことから成人期は，実際に死に直面した場合，あるいはその不安を感じるような場合には，「死の受け止め方」がより複雑なものになるといえよう．

## 5 中年期

ここでの中年期とは，40歳頃から60歳頃までを示す．この時期はよく「人生の折り返し地点」に例えられる．なぜなら誕生から続いてきた心身の成長が，中年期を迎えるにあたって一段落するからである．この頃から心身の衰えを感じはじめ，実際に生活習慣病などの有病率も高くなるのである．そのためこの年代は，成人期以前より健康に対する関心が高まり，その対極としての死を意識せざるをえなくなるのである．また時間的展望も「これまで生きてきた時間より，残された時間のほうが短い」と感じ，人生の有限性を実感するようになる．つまり人生のゴールとして死が，自然と意識されるようになるのである．これらのことから中年期の「死の受け止め方」は，成人期以前のそれと比べて，はるかに身近なものになっているといえよう．しかしもちろん「死はできれば避けたい」と思うのが本音である．意識の奥底には，身近になりつつある死を回避しようとする心性が働いているのではないだろうか．

ところで中年期は，人生の転換点ともいうべきときであろう．なぜなら人生の終焉(しゅうえん)を意識しはじめ，おのずとこれまでの生き方を見直し，残された時間への再出発の契機となるからである．この年代では青年期に確立し，成人期で安定したアイデンティティを，さらに再構成しようとするのである．つまり自分の半生を振り返り，これからの将来を模索しようと試みるのである．このとき自分の過去と現在を肯定的にとらえることができると，将来に対しても前向きに考えることができようになる．したがって「死の受け止め方」もより能動的になるといえよう．しかしここでアイデンティティの再構成に失敗すると，「中年期危機」とよばれる状態に瀕するのである．つまり自分の過去と現在を否定し，将来への希望をも失ってしまうのである．これらの人たちのなかには，「死の受け止め方」が受動的になり，自ら死を選ぶしかないとさえ考える人も出てくる．近年大きな社会問題となっている中年期の自殺者の急増には，このようなメカニズムが隠されているのではないだろうか．ちなみに中年期の自殺の動機としては「経済・生活の問題」が一番にあげられている．具体的には「負債，生活苦，失業」である．厳しい経済状況に改善はみられるようになったものの，多くのストレスを抱えた中年期の人々の生活に大きな変化はない．これらの年代の人たちは，まさに“生き場”を失ってしまうのかもしれない．

## 6 老年期

ここでの老年期とは，一般に高齢者と定義される65歳以上のことを考えることにする．しかし平均寿命が80歳を超える現在の日本にあっては，65歳以上を一括りにして考えるには幅がありすぎると思われる．そこで一般によばれているように，65歳以上75歳未満を「前期高齢者」，75歳以上を「後期高齢者」として，分けて考えてみたいと思う．

前期高齢者においては，それまで担ってきた役割を喪失することが特徴としてあげられよう．たとえば男性は60歳から65歳の間に定年を迎え，仕事役割を喪失することになる．多くの日本人男性は“会社人間”である．そのためこの仕事役割を喪失することがもたらす影響は，非常に大きいと考えられる．また女性の場合は子どもの独立によって，母親役割を喪失することになる．これには強い孤立感や無力感を伴う“空(から)の巣(す)（症候群）”とよばれる危機を引き起こしかねない．しかしこの年代になると，多くの人たちは「もういい年なのだから」と自分に言い聞かせながら，次第に様々な喪失を受け入れていくことになる．喪失とは小さな死を意味するといえよう．したがって前期高齢者の「死の受け止め方」は，比較的受容的であると考えられる．

後期高齢者においては，いよいよ心身の様々な機能が衰退していくため，自らの死を意識せざるをえなくなるのである．「長患いするくらいなら，早く死んだほうがましだ」という人も少なくない．もちろん高齢者の死にたいという言葉は，死にたくない心理の裏返しであると考えることもできる．しかし実際に日本では，60歳以上の高齢者の自殺者数が，自殺者数全体の３割を超えているのである．さらに自殺の動機には，「健康問題」が一番にあげられている．一般に，高齢になるほど「死の受け止め方」が受容的になるといわれている．しかし高齢者の自殺が多いという事実は，高齢者のなかには死しか選べないと考える人が少なくない．つまり後期高齢者の「死の受け止め方」は，非常に受動的であることを語っているのではないだろうか．

また後期高齢者の多くは，配偶者との死別を経験する．死別後の生存年数を単純に比較すると，一般に男性のほうが短い．妻に先立たれた男性は，「死んだ妻のもとへ早くいきたい」と考えるのではないだろうか．したがってこの年代の男性は，妻に先立たれると，遺された人生に積極的には生きる意味を求めなくなる．そのため「死の受け止め方」は，受容的というより，やはり受動的であるといったほうがよいのではないかと考える．

## B 死に至る過程の違いが死の受け止め方に及ぼす影響

人間の死に形態は，大別すると突然に訪れる死と穏やかな過程を経た死がある．

### 1 突然に訪れる死

突然に訪れる死は，“ぽっくり死”といわれる．自然死，心筋梗塞や脳動脈瘤破裂に伴うクモ膜下出血などによる病死，自然災害や火事，戦争などによる死，交通事故，医療過誤による死などによる事故死，犯罪による死，自殺などがある．自然災害や火事，戦争などによる死，交通事故や犯罪による死，自殺などは，予期しない突然の死である場合がほとんどであり，それだけに遺族や周囲の人々たちのショックは大きい．

かれらのなかには心的外傷後ストレス障害（PTSD）に陥る場合も少なくない．PTSDに罹患すると，精神症状も慢性化しやすく，専門的治療が必要になる．最近は，このような突然死に出合った遺族が，自助グループをつくり，助け合うケースも出てきている．また，人為的要素がかかわらない病死以外の突然死の場合は，社会問題として，賠償がらみの紛争として裁判などに発展することが多く，心労から2次的トラウマを経験する人も少なくないことを記憶すべきである．

ところで，このようないわゆる突然死の場合，遺族が受ける心理的ショックに対して，援助者は心理的援助をする際に，どのような注意が必要なのであろうか．

突然死の場合，そこに至る過程のなかで，ある特定の人物を加害者として認定できるときは，被害者としての遺族の抱く罪責感の処理と遺族の加害者に対する憎しみの感情を，どう緩和するかといった事柄がケアを行う際に重要な課題となる．

### 2 穏やかな過程をたどる死

穏やかな過程をたどる死の場合，患者や家族の死の受け止め方は，死の形態，時期によって異なってくる．

医療者にとって大切なことは，かれらに，どのように適切なインフォームドコンセント（納得のうえでの合意）を行うかということに尽きる．この場合，病名告知や余命告知が前提となるので，バッドニュース（敗北宣言）をどう伝えるかということが，重要な検討課題となる．

インフォームドコンセントを行う場合，死が，かなり先にあると予測されるときは，その闘病期間中において，高い生命の質（quality of life）が維持されるように配慮されなければならない．他方，死期が迫っているケースでは，死に方の質（quality of death），つまり，どのように尊厳ある死を迎えられるかといったことが課題となる．

現代の医療技術の進歩によって，人類は，死亡するかなり前から死を予見できるようになった．たとえば，出生前診断あるいは青年期における遺伝子診断によってハンチントン病や家族性乳癌の実態が把握でき，病名告知や余命告知が可能になった．特にハンチントン病では，余命告知後の自殺率が高いといわれ，告知に際し生命倫理上，難しい問題が浮上してきている．また，筋萎縮性側索硬化症の平均余命は5年前後といわれる．この間，生命の質を保つためには，介護力や看護力，経済的問題，救急体制などを考慮しなければならず，人工心肺等の人工呼吸器を装置するか否かといった選択が大きな課題となる．

癌の場合は，病名告知は広がっているものの，まだ家族を対象とすることが多く，患者には，告知されないケースが少なくない．特に患者に対する余命告知に至っては，慎重な態度をとる医療者が多い．臨床現場では，なお死期が迫ってきても，よりよい死に方（quality of death）を考慮せず治療優先，痛みのコントロール技術・知識の不足，否認，怒り，抑うつなど心理面でのケアの足りなさなどが目立つ．そして，なによりも，医療者側が，バッドニュース（敗北宣言）をうまく伝えられないという現状は，今もって変わっていない．

今後は，以下の点を考慮しつつ，死の形態の違いが，患者や家族の死の受け止め方にどのような影響を与えるかということを熟慮しつつ，ケアを進めていく必要がある．

# 2 死に直面した人の理解

人間は，他者や事物との関係性のなかで，一人ひとりに固有で，不可逆的で，1回限りのライフプロセス（life process；生きる営みの過程）を生きている．生も死も，そのライフプロセスの一連の流れのなかにある．

「看護は，あらゆる年代の個人，家族，集団，地域社会を対象とし，健康の保持増進，疾病の予防，健康の回復，苦痛の緩和を行い，生涯を通してその最期まで，その人らしく生を全うできるように援助を行う（日本看護協会，2003）」．

看護が関心を寄せる対象は，疾患や病態，死が近づきつつあるか否かではなく，死が近づきつつあるという現実に直面しながら生きる人間一人ひとりである．その人らしく生を全うできるように援助を行うためには，一人ひとりの体験，すなわち「個々の主観のうちに直接的または直観的に見いだされる生き生きとした意識過程や内容」（大辞泉）を理解することが重要となる．

# A 死が近づきつつある現実に直面しながら生きる人の体験の理解

死が近づきつつあるという現実に直面しながら生きる人の体験を理解するうえで，①トータルペイン，②クオリティ・オブ・ライフ，③悲嘆といった概念が有用である．

## 1 トータルペイン

組織損傷反応としての疼痛だけでなく，苦痛や苦悩は，トータルペイン（total pain；全人的痛み）という概念に含まれる．死が近づきつつある人は，身体症状や日常生活動作の障害を抱えていることが多く（図2-1，2），これらは，気持ちのありようや家族関係，その後の生き方にも影響を及ぼし，トータルペインとして体験される．トータルペインとは，痛みには身体的・心理的・社会的・スピリチュアルな要因が複雑にかかわりあっていることを示す概念である（図2-3）．

図2-1●主要な身体症状の出現からの生存期間（206例）

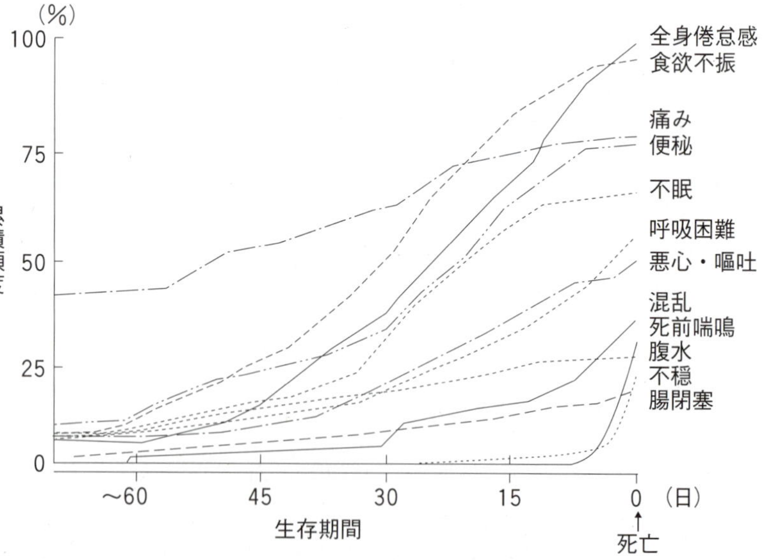


出典／厚生労働省・日本医師会監：がん緩和ケアに関するマニュアル，日本ホスピス・緩和ケア研究振興財団，2004，p.4．

図2-2●日常生活動作の障害の出現からの生存期間（206例）

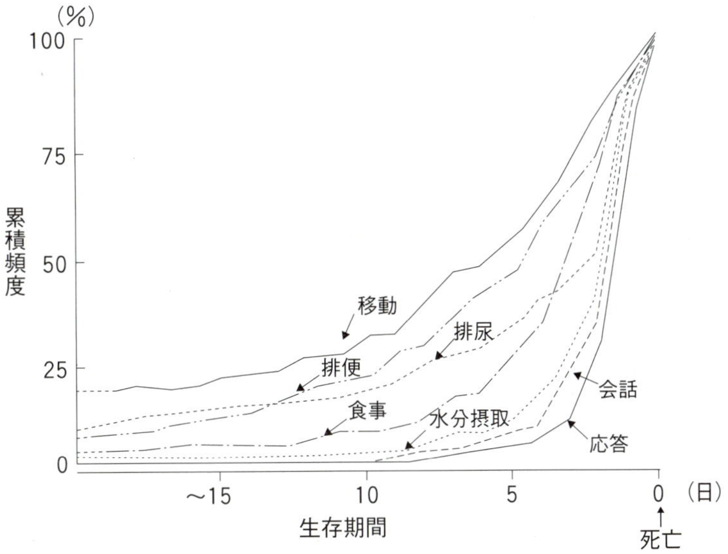


出典／厚生労働省・日本医師会監：がん緩和ケアに関するマニュアル，日本ホスピス・緩和ケア研究振興財団，2004，p.6．

図2-3●トータルペイン

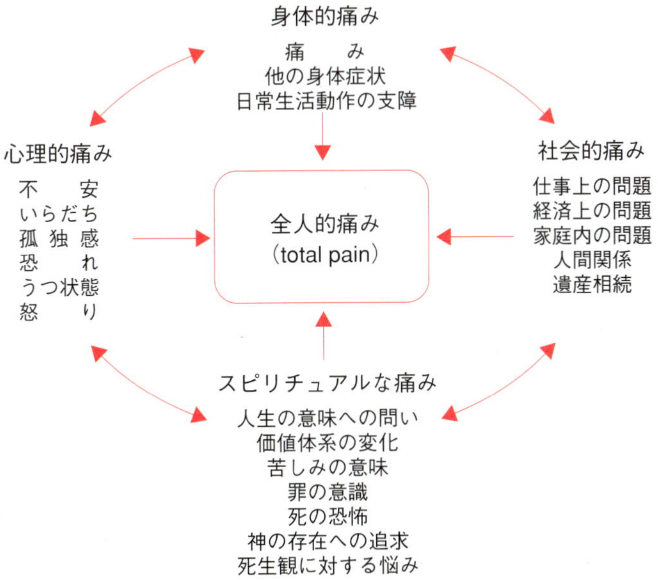


出典／淀川キリスト教病院ホスピス編：緩和ケアマニュアル，第4版，最新医学社，2003．より一部修正．

人間は，身体的・心理的・社会的・スピリチュアルな側面から統合された存在であるという立場に立ち，それぞれの要因がその人全体に影響を及ぼすことによってもたらされる痛みを理解することが重要である．

## 2 クオリティ・オブ・ライフ

ライフ（life）は，生命，生存，人生，生活，生き方，暮らし方，一生，生涯を包括した意味合いをもつ．クオリティ・オブ・ライフ（quality of life；QOL）とは，生きる営みの良質さを意味し，看護学の実践的理念を反映した概念である．QOL は，自分自身が決め（主観的），多様な要因が影響を及ぼし（多次元的），そのとき身をおいている状況に応じて変化する（動的）．QOL のとらえ方には，身体的・心理的・社会的・スピリチュアルな側面の統合体（図2-4）とする立場と，存在の質というような統一体とする立場とがある．

死が近づきつつあるという状況に身をおきながら，一人ひとりが自分のものとして QOL をつくり上げ，つくり変えている．QOL は，ライフプロセスにおける体験のすべてというより，むしろその人を中心に拡がる固

図2-4 ●QOL モデル

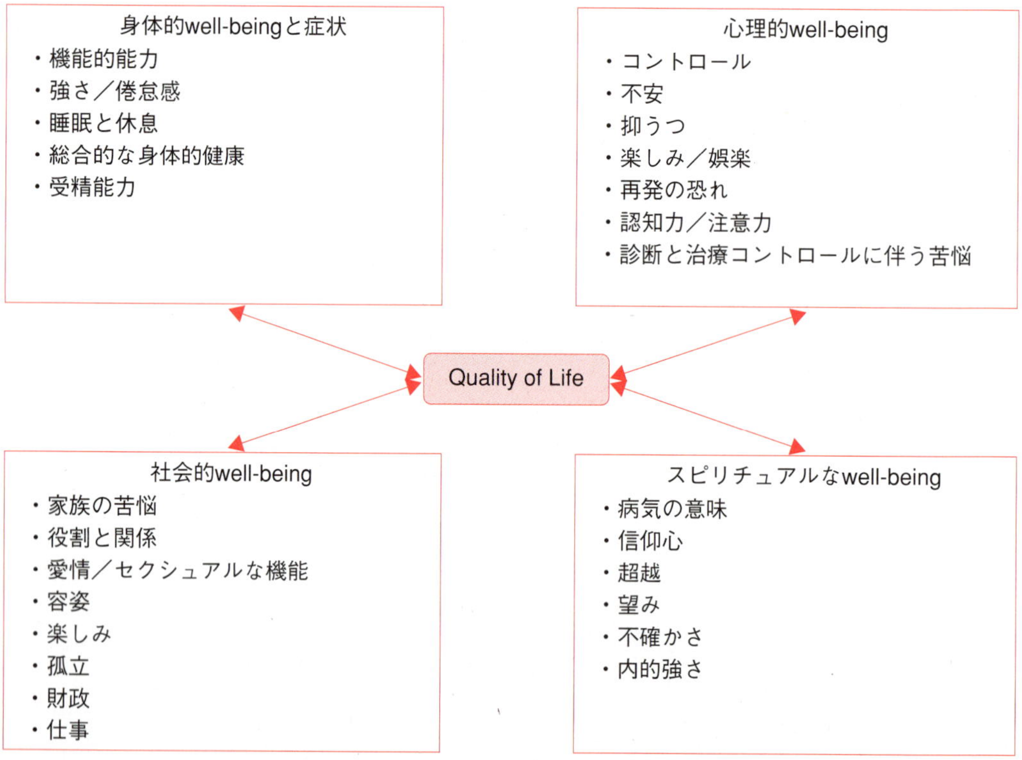

身体的well-beingと症状
・機能的能力
・強さ／倦怠感
・睡眠と休息
・総合的な身体的健康
・受精能力
心理的well-being
・コントロール
・不安
・抑うつ
・楽しみ／娯楽
・再発の恐れ
・認知力／注意力
・診断と治療コントロールに伴う苦悩
Quality of Life
社会的well-being
・家族の苦悩
・役割と関係
・愛情／セクシュアルな機能
・容姿
・楽しみ
・孤立
・財政
・仕事
スピリチュアルなwell-being
・病気の意味
・信仰心
・超越
・望み
・不確かさ
・内的強さ


出典／Ferrell, B. R., Grant, M. M.：Quality of life and symptoms, 1998, p.143に基づいて作成．

有の感覚や認識の仕方，感情や欲望，価値観を反映し，その時々で変化する．

今そこで，その人の固有の感覚や認識の仕方，感情や欲望，価値観はどのようなありようであるのかを問い，その人にとってのQOLを理解することが重要である．

## 3 悲　嘆

悲嘆（grief）とは，人・物・機能・状態・人間関係などの現実の喪失または喪失の恐れに対する正常な情緒的反応である．喪失の意味は一人ひとりによって異なるため，悲嘆のプロセスも個別的であり，様々な位相が時に重なり合い，繰り返しながら変化していく（表2-1，図2-5）．予期悲嘆とは，現実の喪失の前に嘆き悲しむ状態で，悲嘆のプロセスの初期段階であり，実際の喪失に対する心の準備が行われる．病的悲嘆とは，悲嘆が長期化したり強度で，不適応行動をとったり，悲しみの感情を抑制していたり，喪失に適応できない状態が際限なく続いている状態である．

表2-1●悲嘆のプロセス

| | |
|---|---|
| Kübler-Ross（1969） | 第1位相：衝撃<br>第2位相：否認と孤立<br>第3位相：怒り<br>第4位相：取り引き<br>第5位相：抑うつ<br>第6位相：受容<br>第7位相：デカセクシス（周囲の対象から自分自身を引き離して静かな境地を得る）<br>第8位相：希望 |
| Brown & Stoudemire（1983） | 第1位相：ショック<br>第2位相：故人に心を奪われること<br>第3位相：解決 |
| アルフォンス・デーケン（1986） | 第1位相：精神的打撃と麻痺状態<br>第2位相：否認<br>第3位相：パニック<br>第4位相：怒りと不当感<br>第5位相：敵意とルサンマルチン（うらみ）<br>第6位相：罪意識<br>第7位相：空想形成<br>第8位相：孤独感と抑うつ<br>第9位相：精神的混乱と無関心<br>第10位相：あきらめ－受容<br>第11位相：新しい希望：ユーモアと笑いの再発見<br>第12移動：立ち直りの段階：新しいアイデンティティの誕生 |
| Parkes（1998） | 第1位相：麻痺状態と感情鈍麻<br>第2位相：追慕と切望<br>第3位相：混乱と絶望<br>第4位相：再構成と立ち直り |

出典／恒藤暁：最新緩和医療学，最新医学社，1999，p.257-270．を参考として作成．

図 2-5●悲嘆のプロセス

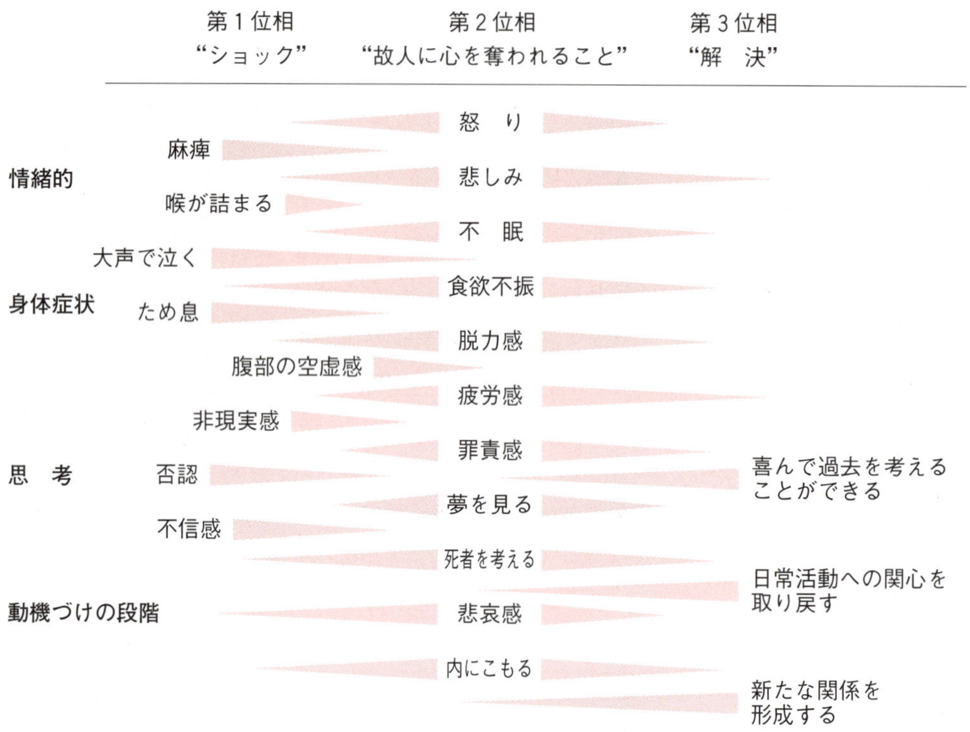


出典／恒藤暁：最新緩和医療学，最新医学社，1999， p.263.

死が近づきつつある現実とともに歩むプロセスにおいて，様々な喪失や喪失の可能性に直面し，どうしてよいかわからず嘆き悲しみつつも，人間は，自己保存のために防衛機制を働かせながら，次第に現実を認知し適応していくための潜在力を備えている．

その人が悲嘆のプロセスのどのような位相にいるのかを理解し，死が近づきつつある現実に対する正常な反応を逸脱していないかを見極めることが重要である．

## B 死が近づきつつある現実に直面しながら生きる人の体験の理解のためのアプローチ

死が近づきつつあるという現実に直面しながら生きる人の体験を理解するためには，時間と空間を共有し，行為・対話をとおして，一人ひとりの語りを聴くことが重要である．①症状マネジメント，②生活に根ざしたきめ細やかな日常生活援助，③語りを聴くことを大切にしたコミュニケーション，④看護師が自己の感性を磨くこと，でアプローチが可能である．

## 1 症状マネジメント

死が近づきつつある人は，様々な身体症状を抱えていることが多い．大きな苦痛は，看護師との対話を困難にすることがあり，苦痛症状のマネジメントは最優先課題である．症状の病態生理学的理解と薬理学的知識を基盤として，一人ひとりの症状の体験を理解し，症状マネジメントの方略を看護の視点から明確にする．そして，一人ひとりのセルフケア能力に応じた知識・技術・看護サポートの提供を行う．死が近づきつつあるという現実に直面しながら生きる人が，自己の体験を語る準備状態を整えるためには，症状マネジメントの実践が不可欠である．

## 2 生活に根ざしたきめ細やかな日常生活援助

死が近づきつつある人は日常生活動作の機能が制限されていることが多く，それらをどのように受け止め，どのような援助であれば受け入れられるかは，一人ひとりで異なる．症状マネジメントの実践に加え，それまでの生活習慣をできるかぎり維持できるように，食事，排泄，睡眠，体位，清潔，環境などに関する日常生活援助を行う．患者・家族の予定や計画を尊重しながら，ささやかな願いを実現し，快適さで安らぎが得られるよう，心のこもったきめ細やかさが求められる．誠実な態度で臨み，その人のもてる力と自立心を引き出しながら，今ここでできることを援助する．基本的ニーズの充足は，死が近づきつつあるという現実に直面しながら生きる人の心理的・社会的・スピリチュアルなニーズの表出を促進する．

## 3 語りを聴くことを大切にしたコミュニケーション

ベッドサイドに座って，あるいは日常生活援助場面で訪れる好機をキャッチし，心をこめて耳を傾け，相手の言葉，揺れ動く気持ち（感情）を聴く．言葉（言語的コミュニケーション）だけではなく，表情や態度などの振舞い（非言語的コミュニケーション）も大切にする．受容的な雰囲気のなかで，「えぇ」「そうですねぇ」などと軽い相づちをうちながら，相手をせかすことなく，沈黙を大切にし，相手が語ることを後押しする．相手の気持ちを理解しにくい場合には，「今どのように感じていますか？」「もう少し教えていただけませんか？」などと問いかける．また，「このように理解したのですがよろしいですか？」「それはこのような意味ですか？」というように，看護師の心に映ったことを言葉にして，相手に確かめて，その人と看護師とで語りの意味を共通了解し，この了解内容に根ざして看護行為をする．

看護師の安易な励ましは空虚なものとなり，言葉より振舞いが気持ちとして患者に伝わることが少なくない．看護師がその人に専心し理解しようとする気持ちは，その人の伝えようとする意思を強化する．

自己を語ることは，多くの感情と関心を喚起し，時に覆い隠して忍耐していた苦悩に向かい合うことでもある．多大なエネルギーを要し，必ずしも語ることを望まない人もいる．しかし，語ることは，意味を見出し，死が近づきつつあるという不確かな将来に直面しつつも自己成長を遂げることにもつながる．

### 4　看護師が自己の感性を磨くこと

症状マネジメント，生活に根ざしたきめ細やかな日常生活援助，語りを聴くことを大切にしたコミュニケーションをとおして，死が近づきつつあるという現実に直面しながら生きる人の体験を理解することが可能となる．そして，その基盤になるのが，看護師の人間性豊かな感性である．

一人ひとりの，固有の感覚や認識の仕方，感情や欲望，価値観などを，どのように感受するかには，看護師自身の人間観，人生観，死生観，看護観，価値観などが影響を及ぼす．看護師が自己の感覚や認識の仕方，感情や欲望，価値観などを自覚し，死が近づきつつあるという現実に直面しながらも成長する人間の内なる力を信じ，独自性と個別性をもつ相手を受け入れる柔軟性や肯定的思考力，誠実さを身につけ，感性を磨いていることが不可欠である．

## 3　死に直面した人が抱える痛み

死に直面した人はどのような痛みをもつのだろうか．

シシリー・ソンダース（Sounders, C.）は死に直面した人の痛みは，身体的・精神的・社会的・霊的の 4 つの側面がお互いに影響し合って現れる全人的な痛みであるとした．

痛みとは，「苦痛を伴う不快な感覚」あるいは「苦しみの感覚」である．痛みはあくまでも主観的な感覚であり，ある人が感じている痛みの程度を他者が感じることはできない．痛みを訴える人がいれば，そこに痛みが存在するのである．

ここでは，「痛み」は，単に身体的な苦痛にとどまらず，精神的な苦痛，社会的な存在としての苦痛，霊的な苦痛など広い概念として用いる．以下，上に述べた 4 つの痛みについて記す．

# A 身体的な痛み

## 1）死に直面した人がもつ身体的な痛み

身体の機能が次第に低下して死にゆくプロセスのなかで，疼痛・呼吸困難をはじめとする様々な身体的な痛みが起こる．この身体的な痛みは，そのものの苦痛・不快感もさることながら，死へのプロセスがどのようなものかという恐怖や不安へと直接的につながる．さらに身体的な問題は日常生活行動に大きな支障を及ぼし，「自分のことが自分でできない」という無力感や「他人に迷惑をかける」といった負担感を感じさせ，自己存在の意味や体験の意味への模索として苦悩する要因ともなる．

このように考えるとき，この身体的な痛みへのケアは重要なものとなる．死に直面した人がもつ身体的な痛みのケアは簡単に解決しないことも多いが，緩和すべきものとして取り組むことが大切となる．

## 2）身体的な痛みの種類

死に直面したときに生じる身体的な痛みは，どのような疾患にかかっているのか，どのような治療が行われてきたのかによって異なる．さらにはその人がどのような社会的な背景をもち，どのような精神的な状態であるかによっても，身体的な痛みは異なってくる．

また，個人によっても，その痛み体験は様々であるが，死に直面したことによって生じる共通の苦痛として，①疼痛，②身体の機能低下に由来する症状（呼吸困難，食欲不振・口腔内乾燥，悪心・嘔吐，便秘，腹部膨満感，浮腫，全身倦怠感），③日常生活動作困難（動けない・自分のことが自分でできない），④検査・治療に由来するもの，などが考えられる．

ここでは，①疼痛，②身体の機能低下に由来する症状（呼吸困難，食欲不振・口腔内乾燥，浮腫，全身倦怠感），③日常生活動作困難による苦痛，などについて述べる．

### ⑴ 疼　痛

死ぬことは必ずしも疼痛を伴うものではないが，死に直面して人が最も恐怖を感じるのは「強い痛みがあるのか」ということである．

死に直面する人が体験する疼痛には，癌性疼痛，口内炎・腸炎など炎症による疼痛，血管やリンパのうっ滞による疼痛，褥瘡などの疼痛，るいそうによる背部痛，腰痛，活動できないことによる関節痛，抵抗力低下に伴う帯状疱疹の疼痛など，原因や疼痛の種類・程度も多様である（表2-2）．

シシリー・ソンダースは，疼痛はコントロールできるものであるという

**表 2-2 ●死に直面する人が体験する疼痛**

| |
|---|
| がん性疼痛：がんによる神経圧迫<br>がんによる骨膜浸潤<br>がんによる血管リンパ管のうっ滞<br>がんによる内臓被膜の伸展<br>がんによる消化管の圧排・狭窄など |
| 炎症による疼痛（口内炎，腸炎など） |
| 血管・リンパのうっ滞による疼痛 |
| 褥そうによる疼痛 |
| るい痩による背部痛，腰痛 |
| 活動しないことによる関節痛 |
| 衰弱に関連した帯状疱疹などの疼痛 |
| その他 |

出典／Twycross, R. G., Lack, S. A., 武田文和訳：末期癌患者の診療マニュアル；痛みの対策と症状のコントロール，第2版，医学書院，1991，p.214.

信念のもとに，死にゆく患者が無用な痛みに悩まされず療養できるようにという考えを実行に移し，現代のホスピス・ムーブメントを起こした．そしてWHO（世界保健機関）によってその治療法が確立され，全世界に啓蒙された．

疼痛コントロールは，医療者の義務であり倫理的な責任であることをWHOは強調している．

#### (2) 身体の機能低下に由来する症状

##### ① 呼吸困難

呼吸困難とは，呼吸に際して自覚的・他覚的に呼吸をすることに対する努力感・空気不足感を伴う場合をいう（「看護学大辞典」第5版）．

呼吸困難は，呼吸器疾患による場合以外にも，うっ血性心不全，浮腫（胸水，腹水），貧血などの場合にも起こる．

特に死に直面し，呼吸機能の低下によって酸素不足となると，呼吸困難感を感じる．ただし，呼吸困難感はあくまでも主観的なものであり，必ずしも呼吸機能の低下状態と関連しているわけではない．たとえ検査データが呼吸機能低下を示していなくても，患者が呼吸困難感を訴えることは多く，援助を必要とする．

疼痛と同様に，呼吸困難は死に直面する人の恐怖の一つである．「苦しくないようにしてほしい」と患者本人も，家族も願う．一般に呼吸困難を感じると死の恐怖や不安が増大し，そのことによってさらに呼吸困難が増強することがある．また，呼吸困難は活動機能に影響を及ぼし，患者の生命・生活の質（QOL）を著しく低下させる．

死に直面した人に対する疼痛コントロールが確立してきたのに比して，呼吸困難の治療法は確立されておらず，緩和できにくい症状の一つと考えられる．

さらに，咳嗽および痰貯留による喀出困難に伴う呼吸困難は，よりいっそう苦痛を増強させる．また死が切迫すると死前喘鳴*が起こり，家族は患者が息苦しいのではないかと心配の思いが強まることがある．

死前喘鳴：死期が近くなると咽頭や上気道にたまる唾液その他の分泌物を排出できなくなり，呼吸のたびに振動し，「ごろごろ」「ぜいぜい」という雑音が生じる．呼気・吸気の両方で生じる．

② **全身倦怠感**

全身倦怠感は，消耗性疾患，特に進行癌・終末期癌において最も一般的な症状である．全身倦怠感とは，「身体的・精神的・認知的にエネルギーが減少したと感じる主観的な感覚」[1]と定義される．死にゆくプロセスのなかで身体の機能の低下とともに起こる，重篤なだるさ，衰弱感，体動困難感，注意力・集中力の低下など，「活力・気力のなさの感覚」ともいえる．

全身倦怠感の発生メカニズムはまだ十分に解明されていない．低栄養状態，貧血，低酸素血症，感染症，筋力低下，薬物による副作用，肝・心・呼吸・腎などの臓器不全，脱水・低ナトリウム血症・低カリウム血症・高カルシウム血症など代謝異常，神経免疫学系因子*など，多くの因子が複雑にからみ合って生じると考えられている．他の症状と同様に，QOL そのものに大きな影響を及ぼす症状である．倦怠感に対する治療，看護方法の確立が急がれる．

神経免疫学系因子：進行癌による免疫反応によって産生されるサイトカインがあり，このサイトカインによってたんぱくの異化亢進や脂肪耐糖能低下が引き起こされる．

③ 食欲不振・口腔内乾燥

食欲不振とは，食物を摂りたいという意欲が低下，もしくは消失した状態と定義される．食欲不振の原因には，①罹患している疾患によるもの，②悪液質*によるもの，③諸臓器不全によるもの，④心理的な要因によるものなど様々なものがあり，それらが複雑にからみ合って起こる．

悪液質：全身の著明な衰弱をきたした状態で，悪性腫瘍，バセドウ病，副腎皮質機能低下症など消耗性の疾患に起こる．全身の著明なるいそう，貧血，浮腫などがみられる．

いずれにしても，食欲が低下し，食べられなくなるということは，死に直面した人にとって「死」が近いことを想起させ，不安を助長する要因ともなる．食べるということが本人にとって「生きる証」と考えている場合は，食欲不振が心理的な落ち込みのきっかけともなる．また死期が近づくと味覚の異常が起こることもあり，それまで好物だったものが摂れなくなることもあり，家族など周囲の者にとってもケアにとまどいが生じがちとなる．

口腔内乾燥もしばしば起こる症状である．死が近づくと口呼吸になりやすく，また身体の状況が脱水傾向になっていることも原因の一つである．さらに口腔内ケアが十分に行われていない場合もある．口腔内の乾燥それ自体が苦痛であるが，口腔内が乾燥すると不快感が増し，口腔内は傷つきやすくなって，苦痛を増すことになる．口腔内乾燥によってうまく話せなくなって，会話ができにくくなるという問題も起こる．口腔内ケアの重要

1）奥山徹：終末期の倦怠感，ターミナルケア，11（suppl）：268，2001．

性を認識する必要がある．

④ 浮　腫

浮腫は組織に水分が貯留した状態であり，全身に及ぶ．下肢浮腫，腹水貯留，胸水貯留，心嚢水貯留などがある．浮腫によって，脱力感，倦怠感，呼吸困難，体動困難，腹部膨満感，食事摂取量の低下などの症状が起こり，苦痛が増強する．

浮腫は全身性の浮腫とリンパ性の浮腫に大別される．

全身性浮腫の原因は多岐にわたるが，死に直面した人の浮腫の原因には，低たんぱく血症による膠質浸透圧の変化，腎不全，心不全などによる水分貯留，腹膜や胸膜の炎症などによるものがある．

リンパ性浮腫とは，リンパ管が何らかの原因で圧迫，狭窄，閉塞することによってリンパ系循環が悪くなり，組織にリンパ液が貯留した状態である．たとえばリンパ節摘出術後や，リンパ節への癌転移，癌放射線治療後のリンパの線維化などによって起こる．全身性浮腫と異なり，一度発症すると完治することは困難である．

リンパ浮腫のある患者の皮膚は乾燥し，感覚も鈍麻しやすく，傷つきやすい．皮膚表面からリンパ漏が起こることもあり，苦痛は増強する．リンパ浮腫によって運動機能障害も起こり，リンパ浮腫を悪化させることになり，筋肉や関節の拘縮も生じやすい．近年，リンパ浮腫への複合的な物理療法を用いてリンパ液を排泄する方法が取り入れられ，いかにしてよりよい状態を維持していくか検討されている．

**(3) 日常生活動作困難**

死に直面すると，全身の諸機能が低下して動けなくなり，自分のことが自分でできないという苦痛に直面する．たとえば自分で食事が摂れない，排泄が自分でできない，清潔を保持できない，身だしなみを整えられないなど，本来自分で行うことを他者にゆだねなければならなくなる．

人間は自立している存在である．自分のことが自分でできることは，日常の習慣に沿って日常性や快適性を維持するだけでなく，存在そのものに影響する事柄である．

一方，動けないということは，身体的には圧迫による痛み，関節の拘縮，筋力の低下による身の置きどころのなさなどの苦痛をもたらす．ベッドの上で座っても横になっても，楽な姿勢が見つけられず，絶えず動いて落ち着かない状況が起こることがある．また便秘，沈下性肺炎，尿路感染症などの原因になることがあり，さらには意識レベルにも影響を及ぼす．

日常生活のすべてを他者にゆだねて生活することは，その人のQOLを著しく低下させることになる．そのため24時間その人の側にいて，その人の日常性をできるかぎり保持し，その人がその人らしく過ごすために，この痛みに関するケアは重要なものである．

# B 精神的な痛み

## 1）死の認識と精神的な痛み

現代人はなぜ死と向かい合うことに困難を感じるようになったのか．リフトン（Lifton, R.）は米国人の場合について分析し，6つの変数をあげている．①都市化（自然から離れる），②老人と死の排除（ナーシングホームや病院へ），③核家族の増大，④宗教離れの傾向の増大（肉体的な死の意味の増大），⑤医療技術の進歩（延命），⑥大量死（戦争，飛行機事故など．一人の命の軽さ）．つまり，現代人には死が非現実的なこととしてとらえられやすく，そのことが死の恐怖につながっているというのである．このことは日本においてもまったく同様であり，死を人生のごく自然な一部としてとらえることができにくいことから，死に直面したときの精神的な痛みは大きい．

## 2）精神的な痛みの種類

不安，恐怖，怒り，うつ状態，せん妄などがみられる．

### (1) 不安と恐怖

不安とは，漠然として特定できない脅威に反応して心配や憂慮の感情を経験する状態である．いらいら感や落ち着きのなさ，動悸や発汗，震えなどの症状がみられる．一方，恐怖とはその対象を特定できる恐れをいう．

死に直面したとき人は，これから先どのような療養過程を過ごすのか，痛みや苦しみが待ち受けているのか，尊厳を失うことつまり自己の忍耐力や抑制力はいつまで持ちこたえられるのか，一人で孤独に死んでいかなければならないのではないか，また死後どのようになるのかという見通しの立たない状況に，不安や恐怖が募る．このような不安や恐怖がさらに身体的な痛みを増強させることにもなる．

### (2) 怒　り

怒りは「なぜ自分なのか？」という気持ちに代表される自己内部の葛藤の表出ともいえる．死ななければならないことへの怒りであり，また自立と依存のアンバランスによる自尊心の喪失や，他者に依存しなければならない重荷感からくる自分に対する怒りでもある．さらに病状の不安定さや身体的苦痛の増強，医療者への不信など，状況に対するやり場のない不満の表出の場合もある．

怒りの表出は自然な感情表出であるが，ともすると周囲の人との関係悪化につながることで，患者は孤立し，孤独な状況に陥ることがある．この怒りの感情に対する理解が求められる．

**(3) 抑うつ状態**

多くの場合，「反応性うつ」であり，喪失や悲嘆の反応であると考えられている．

身体的な苦痛が増強した場合や，死に直面して様々な喪失を体験することによって起こることが多い．様々な喪失とは，身体機能の喪失，自尊心の低下や自己コントロール感の喪失，セルフイメージの変化，将来の喪失，社会的な役割の喪失，愛する者との別れなどである．悲哀感，負担感，罪責感，無力感などに襲われ，無表情になり，心を閉ざしている状態となる．また，悲嘆の反応には，末期患者がこの世との決別を覚悟するために経験する準備的・予期的悲嘆がある．

いずれにしてもその苦痛は大きい．思考力や判断力が低下する精神運動抑制や希死念慮などが認められるほど重い「うつ」に至ることもある．

**(4) せん妄・混乱**

せん妄と混乱は同義語として用いられている．その症状としては，意識レベルの低下，見当識障害，睡眠・覚醒リズムの障害，記憶や記銘力の障害，思考障害，認識の障害（錯覚，幻覚，誤認），活動性の亢進，不穏，興奮などがみられる．

発症要因は十分解明されているとはいえないが，代謝性脳症や脳の悪性腫瘍，薬物，環境，脳血管障害の既往，年齢（高齢者）などの要因が考えられている．

## C 社会的な痛み

人間は社会的な存在であり，決して一人では生きていけない．様々な人との関係のなかで生き，社会的な役割を果たすことで自己の存在価値・意義を確かめて生きている．病気や死はそのような社会的なつながりに影響を及ぼす要因である．

特に死に直面するということは，社会的な存在からの離脱をも意味する．果たしていた社会的な役割が遂行できなくなり，疎外感や自己の存在感の希薄さを実感する．遺される家族，親しい人々との別れがあり，一人で死んでいかなければならない孤独感がある．また病気による経済的な負担，遺された家族の経済的問題も大きい．さらに死後の遺産相続の問題も複雑にからみ，ともすると死を前にして親族間の人間関係に問題が生じることさえある．

# D 霊的な痛み

## 1）霊的な痛みとは

ここでいう「霊的な」という意味は英語のスピリチュアル（spiritual）の訳語として用いている．日本においてこのスピリチュアルの概念規定は検討の段階にあるといえる．WHO では健康の定義にスピリチュアルな側面の導入を検討しているが，現時点では世界的に十分なコンセンサスが得られているとはいえない段階にある．

## 2）スピリットとスピリチュアリティ

スピリチュアルの原語スピリットとは，人間は肉体（body），精神（mind），霊（spirit）からなる神学的人間三分説（新約聖書Ｉ テサロニケ５：23）の霊の部分を指して用いられる言葉である．この霊（spirit）は「神の息」を意味し，旧約聖書（創世記２：７）には，人は神によって命の息を吹き入れられ生きるものとなったと記されている．このようにスピリットは「生命そのもの」「生命の根源をなすもの」「存在の根底をなすもの」という意味へとつながる．

キューブラー＝ロスは「スピリチュアリティとは私達個人を超えたずっと大きな存在，この宇宙を創造し，いのちを創造した存在があるという気づき」と記している[2]．

鈴木大拙は，霊性という言葉について，霊性は「精神とか，また普通にいう『心』のなかに包みきれないもの」であるとし，「精神と物質のなかにいまひとつ見なければならない何か」であり，「霊性は生命」であるとも記している[3]．

窪寺は，スピリチュアリティは「人間の基本的欲求の一つで危機状況での自己保存の欲求」と記している[4]．

人はだれしも，「どこから来てどこへいくのか」「なぜ生きるのか」という人間の根源にかかわる問いを抱えて生きる存在である．心のよりどころとして，ある世界観をもっている．ここでは，スピリチュアリティを「生命の根源，存在の根源をなすものへの気づき」と定義しておこう．

このスピリチュアリティには「自己存在への関心という要素」と「超越的なものとのかかわりという要素」がある．ふだん人は意識していないが，

2）キューブラー＝ロス，E.，伊藤ちぐさ訳：死後の真実，日本教文社，1995.
3）鈴木大拙：日本的霊性，岩波書店，1972.
4）窪寺俊之：スピリチュアルペイン（柏木哲夫，石谷邦彦編：緩和医療学，1997，p.230.）

図2-6●心のケア―精神的・宗教的・霊的ケア

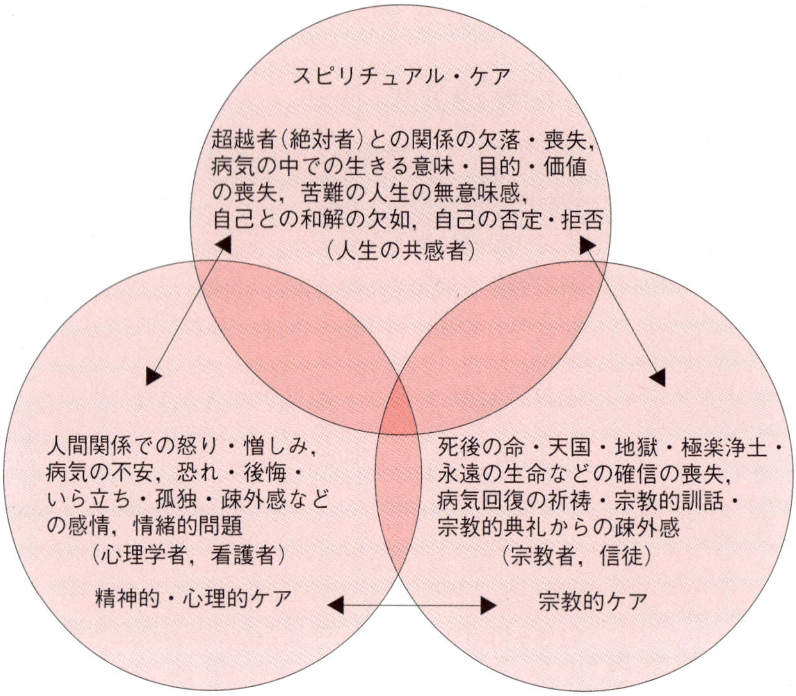


出典／窪寺俊之：スピリチュアルペイン（柏木哲夫，石谷邦彦編：緩和医療学，三輪書店，1997，p.231.）

特に死に直面するような危機的状況においては，このスピリチュアリティが意識化される．

WHOは，緩和ケアの実施にあたって，人間のスピリチュアルな側面を認識し重視する必要性を記しているが，この霊的な側面には宗教的な意味が含まれているものの，「霊的」は「宗教的」と同じ意味ではないとしている．また窪寺は精神的ケア，宗教的ケアの違いを図のようにとらえており，明確に区別はできない部分がある（図2-6）．

つまり特定の既成宗教をもつもたないに関係なく，人はだれしも普遍的にスピリチュアルな存在であり，危機的状況においては，生命の根源，存在の根源をなしているものへの信念・心のよりどころが揺らぎ，安定を求めて苦悩する．この苦悩を霊的な痛みとする（第1章①「死とは何か」の中のC「宗教的な考察」の項を参照）．

### 3）霊的な痛み（スピリチュアルペイン）

WHOは，人間のスピリチュアルな側面には，生きている意味や目的についての関心や懸念とかかわっていることが多く，特に人生の終末に近づいた人にとっては，自らを許すこと，他の人々との和解，価値の確認などと関連していることが多いと記している．たとえば死に直面して人は次のような霊的な痛みを抱えている．

**⑴　生きる意味，存在価値への模索**

「(動けなくなって，食べられなくなって）こんなふうになって生きていても仕方がない」「なぜこんな思いをして生きなければならないのか」などという「苦しみを抱えて生きることの意味」や「人の手を借りて生きていく意味」を模索し，さらには「家族に迷惑をかける．子どもに負担をかけたくない」など「自己存在のあり方への苦悩」や「存在の無価値感」を感じることがある．特に日本人の場合は家族や周囲に迷惑をかけて生きなければならないこと，他者に依存しながら生きていくことに深く苦悩する．

**⑵　苦痛体験の意味**

「どうしてこうなったのか．自分がいい加減に生きてきたからか？」「自分は神様にずっと仕えてきたのにどうして神様は私にこんな罰を与えられたのか？」「(ある日突然動けなくなった）私は何も悪いことをしていないのに」など，「なぜこんな目にあわなければならないのかという疑問」や「こんなはずではないという不条理感」をもち，また体験を「罰」として意味づけ苦しむことがある．

**⑶　愛する者との別れの苦悩**

「幼い子を残して死んでいかなければならないのに，してあげたいこともままならない．なぜこういう状況にならなければならないのか」「婚約者を幸せにできないまま死んでいかなければならない辛さ」「生育歴が複雑で信じられるのは金だけというほうであった．死ぬ前にやっておきたいことは別れた妻と子どもにお金を残すことである」など，「別れのさみしさと孤独感」「遺していく人への自責感」「自己や遺していく人への許し」．

**⑷　死・死後への模索**

「死ぬのがこわい」「自分は苦しみながら死んでいくのか」「死後自分はどうなるのか」という死が間近に迫っていることを自覚したときの「死そのものや死までの苦痛に対する恐怖や死後への疑問」また「神様が決めたことだからしようがない」「とにかく迎えがくるまで生きなくちゃ」など，「神に祈る」「人間を超えた存在の認知」など超越的なものへのかかわりの関心がみられる．

《参考文献》
・馬場謙一，他編：老いと死の深層〈日本人の深層分析11〉，有斐閣，1992.
・馬場禮子，永井撤編：ライフサイクルの臨床心理学，培風館，1998.
・Bowlby, J., 黒田実郎，横浜恵三子訳：対象喪失，岩崎学術出版社，1981.

・Bowlby, J., 黒田実郎訳：母子関係の理論⑴, 岩崎学術出版社, 1991.
・Erikson, E. H., 村瀬孝雄, 近藤邦夫訳：ライフサイクル, その完結, みすず書房, 2001.
・Erikson, E. H., et al., 朝長正徳, 朝長梨枝子訳：老年期；生き生きしたかかわりあい, みすず書房, 1997.
・Freud, S., 懸田克躬, 吉村博次訳：性欲論三篇〈フロイト著作集5〉, 人文書院, 1990, p.7－94.
・Freud, S., 小此木啓吾訳：快感原則の彼岸〈フロイト著作集6〉, 人文書院, 1994, p.150－194.
・呉智英：虚無に向き合う言葉, 別冊宝島, 宝島社, 1999, p.255－263.
・Levinson, D. J., 南博訳：ライフサイクルの心理学, 講談社, 1992.
・村瀬孝雄：アイデンティティ論考；青年期における自己確立を中心に, 誠信書房, 1995, p.44－66.
・岡本祐子：人生半ばを越える心理〈講座生涯発達心理学5〉, 金子書房, 1995, p.41－80.
・Piaget, J., 滝沢武久訳：発生的認識論, 白水社, 1972.
・Piaget, J., 滝沢武久訳：思考の心理学；発達心理学の6研究, みすず書房, 1999.
・Piaget, J., 赤塚徳郎, 森楙監訳：遊びと発達心理学, 黎明書房, 2000.
・下山晴彦編：よくわかる臨床心理学〈やわらかアカデミズム〈わかる〉シリーズ〉, ミネルヴァ書房, 2005.
・下山晴彦, 丹野義彦編：発達臨床心理学〈講座臨床心理学5〉, 東大出版会, 2001.
・斉藤弘子：現代自死事情〈平山正実監『自ら逝ったあなた, 遺された私』〉, 朝日新聞社, 2004.
・Stern, D., 小此木啓吾, 丸田俊彦訳：乳児の対人世界, 岩崎学術出版社, 1989.
・Ferrell, B. R., Grant M. M.(1998)：Quality of life and symptoms, In King, C. R., Hinds, P. S. (1998)：Quality of life from nursing and patient perspectives; theory, research, practice, 140-156, Jones and Bartlett Publishers.
・日本看護協会編：看護者の基本的責務；基本法と倫理, 日本看護協会出版会, 2003, p.9－15.
・花出正美：頭頸部がんを経験する人々のクオリティ・オブ・ライフを支援する看護, 千葉大学大学院看護学研究科博士学位論文, 2001.
・恒藤暁：最新緩和医療学, 最新医学社, 1999.

# 第3章

# 真実の伝え方と支え

# 1 真実を伝えることの重要性

## A なぜ真実を伝えるのか

今日の医療では，インフォームドコンセントが重要視されている．これは患者の基本的人権を守り，患者の自主性を尊重した医療を実践するための基盤となるからである．治療方針を決定するためには，患者の意思を尊重して，家族と医療者がその決定を支持していくという考え方が重要である．最終的な治療方針を決定するには，そうした患者の意思だけでなく，医学的な適応，家族の思い，医療者の思いなども考慮する必要がある．

医療はめまぐるしいスピードで進歩している．一方でそのことは患者が選択する治療法が増えているということになる．そうしたなかで，患者が自主的に治療法を選択するためには，「理解できる説明を十分に受けたうえで，納得して選択する」というインフォームドコンセントが，ますます重要視されるようになってくるのである．「患者が理解しないままの同意」や「真実を告げないままの同意」は，インフォームドコンセントとはよべない．大切なことは，患者が医療者から説明を受けたかどうかではなく，患者がよく理解できているかどうかなのである．

真実を伝えるということは，決して癌だけが問題になるわけではない．癌以外にも，現在の医療で治癒できない致命的な疾患は数多く存在する．しかし，なかでも「癌」は2人に1人が罹患するほどその発生頻度が高く，また3人に1人が癌で亡くなり，わが国の死因の第1位を占め続けていることなどから，社会的にも大きな問題となっている．

医療の現場では，癌であることを含めた疾患の病名や病状，検査結果，治療効果，経過の予測などについて，厳しい病状やつらい事実を知らせる機会は多い．それだけに，「真実を伝える」ための技術を学ぶことは重要である．

近年，インターネットなどを用いて情報を容易に手に入れることができるようになってきた．また，癌体験者が増えていることや，テレビや新聞などでも，癌であっても病名を隠すことをしなくなってきたことも影響して，病名を隠すという対応から「いかに真実を伝えるか」という方向での対応に積極的に取り組むようになってきた．

## B 真実を伝えることに関する倫理的問題

患者には自分の病気について知る権利とともに，知らないでいたいという権利もある．しかし，多くの患者は自分の身体に起こった事実を正確に知り，今後どのように対処していくのがよいのかを医療者と話し合いたいと願っている．

患者がわずらっている病気が何であるのか，そして今どのような状態にあるのか，治療にはどういう方法があるのか，さらには今後どのようになっていくのかといった重要な情報を，医療者の判断で操作して伝えることは倫理的に問題がある．

医療者の側に，悪い情報は患者にとって有害であるという意識があると，情報を伝えるときに事実がゆがめられたり曖昧になったり，治療効果が実際よりもオーバーに伝えられる可能性もある．患者の治りたいという気持ちが強く，効果が期待できない状況にもかかわらず負担の大きい治療を受ける結果を招き，外泊や退院の機会を逃すことにもなりかねない．正しく理解できないために正しい自己決定ができなくなる可能性があり，治療法の選択判断を誤ることにもなる．情報を伝える際には，伝える側の考え方や倫理観などが影響することは避けられないが，できるだけ誤解のないような伝え方を心がける必要がある．

患者の権利の尊重という視点に立ちさえすれば，悪い情報を伝えることによって生じる問題のすべてを解決することは困難である．これからは，「悪い情報を伝えるか否か」よりも，「いかにして伝えるか」さらには「いかにして情報を分かち合うべきか」の議論をしていく必要がある．

## C 真実を伝える際の留意点

癌であることや，予後が悪いといった事実を伝えられて衝撃を受けない人はいないはずである．たとえ真実を知ることがつらくて残酷なものであっても，その伝え方が残酷なものでなく，患者が自己決定しやすいように配慮されたもので，医療者を中心としたチームがサポートすることを保証していけば，現実的な対応が可能になるはずである．つらい事実を伝えることは医師だけで行うものではない．常に医療チームとして取り組むことが大切であり，チーム一人ひとりが患者とその家族とどのように向き合うかが問われる問題でもある．

また真実を伝えていくには，患者が自ら抱いている疑問を表現することができているか，患者が自分の感情を医療チームに十分伝えることができているかといった点に配慮する必要がある．患者と医療チームがお互いの考えを十分に伝え合えて，話し合いが患者家族にとってよい方向に向いているかといったプロセスが重要である．真実を伝えるためには，以下のような点に配慮しながら実践することが大切である．

## 1 話し合いの環境について

大切な話し合いをするためには，十分な時間を確保する必要がある．話し合いが呼び出しなどで中断することがないように準備することや，話し合いをナースステーションの片隅でしたり，廊下で立ち話として伝えるようなことをしてはならない．患者のプライバシーが十分に守られる空間を用意して，ゆったりとした気持ちで座って話し合うことができるようにする．

また，話し合う内容について事前に再確認することも大切である．話し合いが始まってから検査結果などについて事実確認するようでは，信頼を得にくくなってしまう．

## 2 患者の理解していることの確認

患者の考えや思いは，病気の状況や治療経過とともに変化していく．「今の状況を，どのように理解しているか」について再確認しながら話し合いを始める必要がある．患者との信頼関係を築くためには，医療者が多くのことを話したり説明したりするよりも，患者の言葉を「聞く」ことのほうが大切である．何をどこまで伝えるかについては，あくまで患者の知りたいと思っていることに応じて対応していく．

話し合いが進むなかで「病状はかなり厳しい状況です．病気のことについて，さらに詳しく知っておきたいとお考えですか」とか，「厳しい状況でも全部聞きたいとお考えですか」「悪いことはあまり聞きたくないとしたら，どなたと話し合ったらよいですか」と確認する．

また，説明内容が十分に理解されたかどうか，説明内容を聞いてどのように感じたかなどを確かめるためにも，看護師が同席できるように準備して話し合うことも重要なポイントである．看護師は医師がどのような内容を伝えるのかを確認するだけでなく，そのときの患者とその家族の反応がどうであるかをアセスメントしていく．看護師が同席することによって，その後の患者とその家族のケアの方向性について大きくかかわることになるので，できるだけチーム内で協力して時間をつくって同席できるように努める必要がある．

## 3 質問の促し

日本人には自分の思いを素直に表現することが苦手な人が多いといわれる．それはたとえ死への不安がある場合でも，その不安を言葉に出せないでいるという実態からも理解できる．不安を感じていても言葉に出さないのは，「恐怖心」や「あきらめ」というよりも，日本人特有の「家族への思いやり」や「医療者への遠慮」であることも多い．患者から「わかりました．よろしくお願いします」という言葉があっても，それを言葉どおりに受け止めるのではなく，まだ十分な理解ができていないと考える必要もある．したがって，そのようなときには，話し合いに同席した看護師は，質問しやすいように声をかけることが必要である．しかし，それでも声に出せない場合も多いので，「いつでも聞きたいことがあったら言ってください．医師には直接聞きにくいようでしたら，看護師でも構いません．お聞きする用意はありますから」と伝えることも大切である．

## 4 感情への対応

つらい事実を聞いて，長い時間沈黙が続いたり，泣き出したり，怒りの気持ちを表出したりといった反応を示すことがある．そのような場合には，いずれも「自然な反応であって，異常なことではない」ことをしっかり伝えたり，「つらい話でしたね」「まだ信じられないという気持ちでしょうね」といった共感的な対応をする必要がある．

さらに患者の気持ちに踏み込んで，「いろいろなことが頭をよぎっていると思いますが，よければ聞かせていただけますか」など，患者の気持ちを言葉にできるように促すような援助をする必要もある．

## 5 家族から反対されたときの対応

従来の癌医療では，癌と診断がついたら，まず家族をよんで事実を伝えていた．そうすると，多くの家族は「本人がショックを受けるから」とか「気が小さくて，癌と知ったら自殺するかもしれないから」と言って事実を伝えることに反対してきた．

まず家族に伝えた場合に，なぜ多くの家族が真実を伝えたくないと思うのかについて考えてみると，「患者自身が衝撃を受けることが心配」というのが理由の一つであるかもしれないし，「患者と接していかねばならない家族としての自分自身のことが心配」であることから発せられた言葉であるとも考えられる．また，十分な信頼関係が築けているとはいえない担当医師が，上手く伝えてくれるかどうかについての不安も理由の一つであろう．そうした不安を感じていることにも配慮したうえで，患者と家族が

**表 3-1 ●末期状態を伝える際に考慮すべき状況**

| |
|---|
| ①告知の目的がはっきりしていること |
| ②患者・家族に受容能力があること |
| ③医師およびその他の医療従事者と，患者・家族との関係がよいこと |
| ④告知後の患者の精神的ケアや支援ができること |

出典／厚生労働省「末期医療に関するケアのあり方の検討会」より引用

真実を共有することによって，家族との語らいが患者にとって治療以上に慰めになることを伝えることも重要である．

さらに患者に真実を伝えることをためらう理由として，本人に悪い事実を伝えると落ち込んだり，ショックを受けて悪い状況になるという「思い込み」や，伝えたあとの状況が予測できない「恐怖心」，伝えたあとのかかわりに対する漠然とした「不安」「自信のなさ」なども考えられる．

治癒することが困難であるといった厳しい真実であっても，表 3-1 のようなことにも配慮しながら，事実を伝えることが患者自身にとって役に立つことなのかという視点を忘れないようにしながら取り組む必要がある．

# 2 コミュニケーションの重要性

## A 意思決定のためのコミュニケーションの重要性

どのような状況においても，患者が意思決定するうえで重要なのは，患者とその家族そして医療者とが，互いの思いを知るためのコミュニケーションである．また，良好なコミュニケーションを築くためには，医療チームのメンバーがコミュニケーションの重要性を理解して，チーム医療を実践することの大切さを知っていることである．そうしたコミュニケーションが築かれてこそ，たとえ残された時間が限られているという厳しい状況であっても患者の思いが尊重され，最善の治療方針が決定できるのである．

「病名を告げると治療がスムーズに進む」ことなどを理由にして病状説明を行ったりすると，治療を行うことが優先されて患者とその家族の気持ちへの配慮が欠けてしまうことになる．本来医療は人間と人間とのかかわりによって展開されるものである．しかし，それにもかかわらず，医療者は病気や疾患に関心が向きがちになり，病気を体験している患者や家族への関心が薄くなる傾向がある．よいコミュニケーションを築くためには，表 3-2 に示すようなことにも配慮しながら，真実を告げた患者家族と向き合うことや，医療者一人ひとりが「豊かな感性をもった人間」になること，そして医療者自身が「人生」「生きること」「死ぬこと」などについて，

**表 3-2 ●コミュニケーションの基本**

①座ってゆっくり話す
②患者の言葉に耳を傾ける
③患者の感情に焦点をあてて話をする
④専門用語を使用しないように，わかりやすい言葉で話をする
⑤できるだけ開かれた質問をする
⑥常に援助者であることを保証する

どう考えているかによって患者とその家族との向き合い方も変わってくる．医療者が自己の感性を磨いて，人間の尊厳を大切にしようとする姿勢をもち続けて，誠実さや正直さのなかで患者とその家族との結びつきを築く努力をしていくことがケアの原点といえる．

コミュニケーションを阻害する要因の一つに，真実を隠すことがある．真実を伝えないことによってオープンなコミュニケーションが阻害されてしまい，患者自身の意思が尊重されなくなってしまうからである．看護師は病状説明が十分になされていない患者と接する際には，オープンなコミュニケーションがとれないために，患者との信頼関係が築きにくいと感じている．そのため看護師が患者のニーズに応えることができず，不満足感や後ろめたさを感じる傾向もある．

最近は診断の段階で，癌という病名を伝えられることは増えてきている．しかし，治癒が困難な再発や転移を起こした場合には，その事実を伝えることが曖昧になる傾向がある．真実が伝えられないと，患者は病状が改善しないことに不安を抱き，家族や医療者が真実を隠しているのではないかと疑念を抱くようになる．また，だまされていると感じたり，怒りをぶつけるようなことも起こり，孤立感を感じるようになる．それでも隠し続けると，患者は「だれも気持ちをわかってくれない．自分を尊重してもらえていない」といった苦痛を感じるようになる．看護師も伝えていないことによる不自由さを感じるだけでなく，伝えたあとの対応に自信がもてないために不安を感じるようになってしまう．家族としても現状を理解したうえで仕事の整理をして欲しいとか，家族のあいだで確認しておきたいことがあるのにと感じるようになる．

こうした苦悩を解消するためには，医療者は患者とその家族との良好なコミュニケーションを築く努力をする必要がある．良好なコミュニケーションを築くことができれば，たとえ悪い情報であっても自然な形で共有できることが多い．悪い情報を伝えることは，患者だけでなく伝える医療者にとってもつらいことである．しかし，そうしたつらさも共有しながら患者とともに歩むという姿勢が必要である．

## B　コミュニケーションを築くための方法

### 1　目標設定の共有

病状についての患者の理解度を把握したうえで，今後の治療方法について選択肢を示すことになる．そのうえで最終的に何を目標として治療していくかを相談することになる．当面の目標などを共有するためにも，患者のこれまでのライフヒストリーを聞いて考え方を知ることも必要である．

当面の目標を設定したうえで，それを実現するための様々な治療法の選択肢を提示する．また，患者自身が人生最期のときをどのようにしたいと考えているのかを聞いたうえで，適切な治療法などを検討していくことになる．

### 2　医療者としての意見の提示

医療者は事実を伝える際には，説明を押しつける形にならないようにする必要がある．特に死が避けられないような厳しい事実を伝える際には，患者家族の感情に十分配慮する必要がある．病状を説明したあとで家族から予後期間について尋ねられることがある．そのような場合には，「どうして予後期間のことが気になるのか」を確認する．そのうえで「家族からみて，どのくらいの時間があると思いますか」と尋ねた後に，予後期間については2か月とか3か月というふうに数字で伝えるのではなく，「長めの月単位」「短めの月単位」とか「週単位」や「日単位」「時間単位」といった表現で伝えるほうがよい．

また，「大切なことは早めに確認したほうがよいと思います」とか「いつお別れがきても，おかしくない状態にある」といった表現で厳しい予後を伝えることがある．最終的には，本人の尊厳を守るためにも，むやみな蘇生術を実施しないという意思の確認（DNR：Do Not Resuscitate）をすることも必要である．また，死を身近で実際に体験したことがない人が増えていることから，病状が進行するとどのようなことが起こるのかということへの不安を感じていることも多い．そうした場合には，タイミングを見計らって表3-3のような資料を用いて説明することも勧められる．

厳しい予後を伝える場合にも，医療者として最期まで患者とその家族を支援し続けることを保証することが大切である．

### 3　真実を伝えたあとの看護援助

患者がつらい事実を受け入れるためには，ある程度の時間が必要であ

**表 3-3 ●家族に渡す死の説明書**

**家族の方へ**
**死の前後の患者さんの状態とその対処法**

ここに書かれていることは，患者さんの死の前後にみられる身体の変化をあらかじめ知り，理解するために有用です．これらの変化は，すべてが見られるわけではなく，また必ずしも書いてある順序どおりに起こるわけでもありません．

大切なことは，ほとんどの変化が死にいたる自然の経過であり，ご本人にとっても苦痛なことではないということです．

それでも患者さんの状態で，何かわからないことがあったり，また患者さんが不快や苦痛を感じていると思われるときには，ご連絡ください．

(1) 死がさし迫ってきたときの徴候
①疲労と傾眠の傾向が強くなり，寝ていることが多くなる．
②食欲がさらに低下して飲食の量が減る．
③時間や場所について混乱が見られ，時に知っているはずの人がわからなくなる．
④ときどき不穏状態となり，奇妙な動きをしたり大声をあげたりする．
⑤尿や便の失禁がみられる．
⑥唇が乾燥して粘稠な分泌物が口の中にたまり，呼吸のときにゴロゴロという音がする．
⑦手足が冷たくなり皮膚が蒼白状態になる．
⑧身体の下になった部分が暗赤色になることがある．
⑨尿量が減少して，時にはまったく出なくなる．
⑩呼吸は不規則になり，時には15秒くらい止まることもある．

(2) 実際に死が訪れたときの徴候
①呼吸が完全に止まる．胸や顎の動きがなくなる．
②心臓の動きが止まり，脈拍が触れなくなる．
③揺り動かしても，大声で呼んでもまったく反応がない．
④眼球が固定されて動かない．まぶたは開いていることも閉じていることもある．
⑤尿や便の失禁が見られることもある．
⑥手足は末梢の方から徐々に暗紫色に変わっていく．

出典／小笠原一夫：在宅ホスピスケアのポイント十箇条，ホスピスケアと在宅ケア，3（1）：12，1995．より改変．

る．事実を受け止めていくまでの期間は，患者の気持ちを聞き続けるといった姿勢が必要である．また医師から受けた説明が，十分に理解できているかについて確認したり，補足の説明をすることもある．必要であれば，再度医師と患者との話し合いの場を設けるといった支援を行っていく．

悪い情報を伝えられた患者は，周囲の人との温かなコミュニケーションを必要とすることが多い．言語的なコミュニケーションだけでなく，非言語的なコミュニケーションも重要であり，「何かをする」ことだけでなく，「そばにいる」という姿勢でかかわる必要がある．

患者は徐々に真実を受け止められるようになると，今後の療養をどのようにしていくかについて意思決定する必要がある．多くの選択肢があるなかで，最もよい選択を自己決定していくことには困難を伴う．自らの意思決定が困難な場合には，何が阻害要因になっているかをアセスメントすることも看護の重要な役割であり，納得のできる自己決定を支援することが重要である．

第4章

# 緩和ケアの進め方

# 1 緩和ケアとは何か

## A 緩和ケアはなぜ必要か

緩和ケアは，終末期医療から発展してきた医療の一分野であるが，最近では，医療における様々な分野でその必要性が認識されてきた．その結果として，癌医療における早期からの導入，慢性疾患への適応等，応用範囲が広がりつつある．

このように，緩和ケアは医療の様々な局面で必要とされてきているが，緩和ケアの必要性を考える前に，終末期患者の苦悩を知り，その必要性について考えたい．

### 1 終末期患者の抱える苦悩

「この痛みを何とかしてほしい」
「眠れないし，不安です．癌のことが頭から離れません」
「私が，死んだら遺された家族はどうなるのでしょう」
「どうして，わたしが癌になってしまったのでしょう」
などと，病気の訴え以外に様々な心理社会的な訴えが聞かれる．

終末期患者の苦痛は，病気に関することばかりではなく，心理面，社会面，精神面，霊的な面にまで広範囲に及ぶことが知られている（第2章②参照）．

上記した訴えは，上から順に身体的苦痛，精神的苦痛，社会的苦痛，実存的な苦痛の代表例であるが，苦痛は明確に分類されるものではなく，相互に関連を有しており，複雑である．また，これらの苦痛は程度の差はあれ，各個人がすべての面で体験しているが，癌の疑いが患者にかけられたときから出現し，患者を苦しめ，患者の生活の質（quality of life）を下げてしまうものである．

患者が抱えている，多方面にわたる複雑な苦痛は「全人的苦痛（total pain）」（表4-1）と表現されている．この概念は，癌患者とかかわったシシリー・ソンダース（Sounders, C.）の臨床観察により導き出されたもので，「患者の病気」だけに焦点を合わせるのではなく，「病気を有し苦悩している人間」の有する苦痛，すなわち患者の全人格にわたる苦痛に焦点を合わせたものである．

表 4-1 ●全人的苦痛について

| | |
|---|---|
| 身体的苦痛 | 身体的な痛み<br>全身倦怠感 |
| 社会的苦痛 | 経済面の問題<br>家庭内の問題<br>仕事上の問題 |
| 精神的苦痛 | 不安<br>恐怖<br>怒り<br>抑うつ状態 |
| 霊的な苦痛 | 自己の存在に関する問題<br>病気の有する意味の問題<br>死への恐怖 |

## 2 全人的苦痛の軽減と緩和ケア

### 1）全人的苦痛への対処

全人的な苦痛は広範囲で，本人の社会生活，精神生活，霊的生活のすべての領域に及ぶことから，患者に医療を提供する従来型の形態，つまり「病気の治癒」に焦点を合わせるといった形態では，苦痛の一面しか解決できず，全人的苦痛に対応することは不可能である．

そこで，全人的な苦痛に対処するためには「病気を有した人間が苦悩し，家族も苦悩すること」と全人格的にとらえて総合的なかかわりをもつことが必要となる．緩和ケアはこの全人的苦痛にかかわることが必要とされてくるのである．

### 2）緩和ケアの定義

まず生命を容認し，死を通常の過程と考えることが前提となる．WHOでは緩和ケアを「治癒的治療に反応しない患者に対する積極的な全人的ケア」と定義しており，さらに次の定義を加えている．

①死を早めたり，長引かせたりしない．

②疼痛や他の苦痛症状の緩和を提供する．

③死に至るまで，可能な限り積極的に患者を助ける支援システムを提供する．

④患者の疾患や患者との死別に直面する家族を助ける支援システムを提供する．

### 3）全人的な苦痛を和らげる際に，注意しなければならないこと

まず身体的な痛みを十分に除くことである．癌の痛みは人格破壊性の痛みといわれており，患者の痛みに気づかないで，除痛が十分に行われない

場合，それだけで抑うつや希死念慮が生じ，精神的な苦痛と間違えることがある．また，患者は痛みのあまり，身体面の苦痛以外考えられなくなり，残りの人生の希望が考えられなくなる．患者の痛みを十分に除くことは，緩和ケアに携わる者にとって最も基本的な倫理的責務であることを忘れてはならない．

## B 緩和ケアでは何を行うのか

緩和医療ではWHOの定義にもあるように「積極的な全人的ケア」を行うが，その内容としては，①身体的苦痛の緩和，②精神的苦痛の緩和，③社会的苦痛の緩和，④霊的苦痛の緩和，⑤家族の支援，⑥遺族の支援などがある．各々の詳細については本章③の「緩和ケアの方法」で論じる．

緩和ケアは従来終末期癌患者，後天性免疫不全症候群の患者に対して行われてきたが，最近では，すべての癌患者，後天性免疫不全症候群の患者はいうまでもなく，慢性疾患の患者も対象とされるべきだと考えられている．また，患者ばかりでなく，患者を支援する家族などもその対象といえる．

緩和ケアにおいては，苦悩する患者，家族に対して支援を行うという基本方針でケアを行うのである．

### 1 患者へのケア（図4-1）

患者は癌の疑いをかけられた時点から精神的なストレスを抱える．癌治療中の患者調査では，約半数の患者に精神医学的診断がつき，その約7割は癌に罹患したことにより生じているものであるといわれていることからも，そのストレスの高いことがわかる．また，終末期患者では約7割に精神医学的診断がつくといわれている．

治癒を目的とした手術，化学療法，放射線療法では身体的な苦しみも伴

図4-1●治癒目的の治療と緩和ケアの関連

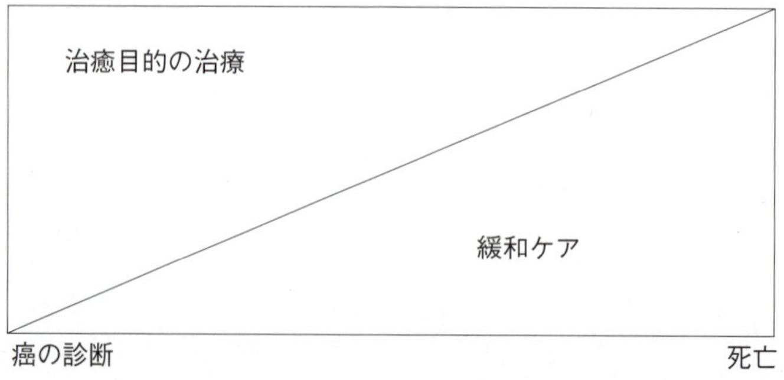

う．癌の病状が進行してくると痛み，全身倦怠感などの症状が生じ，治癒を目的とした治療では症状が消退しないことも多い．

さらに，患者は，仕事はどうなるのか，家族はどうなってしまうのかという社会面・経済面での心配，なぜ癌になってしまったのか，自分はどうなるのかという自己の存在にかかわる心配事などを有している．

このような種々の症状を緩和し，人間としての尊厳をもって生きていくために，緩和ケアはすべての癌患者において，治療の早期から導入することが好ましいといえる．緩和ケアは治癒を目的とした治療と相対するものではなく，治癒目的の治療のなかにも組み込まれていなければならない．緩和医療が行き届いて，患者の状態が安定し治癒的な医療に取り組める場合も多い．

ただし，癌治療の早期では治癒に重点がおかれるので，緩和ケアの占める比重よりも治癒を目指した治療の比重が高い．

癌の再発，進行に伴い，治癒的な医療が適応されないようになると，癌の進行に伴う症状が出現してくるため，緩和ケアに比重がおかれるようになる．

癌の種類や進行度によって患者の呈する症状は様々である．したがって，緩和ケアの比重も個人により異なる．

## 2 患者家族へのケア

癌患者の家族も，家族の一員が癌の疑いをかけられたときから，精神的な苦痛を抱えるようになる．この苦痛は診断，治療，再発の諸相で消退を繰り返しながら継続する．また，終末期癌患者を抱える家族は，病気について知ること，終末期の説明を受け入れなければならないこと，治癒の希望をあきらめなければならないといったことなどで，種々の心理的な負荷を負うことが知られている．さらに，家族は終末期の患者を前にして社会的・経済的な種々の負担も抱えるようになる．

一方，医師より積極的な治療方法がないと告げられていることも多いことから，患者と同様に見捨てられたという感情を抱えて悩んでいることが多い．このようなことから，WHO の定義にもあるように家族もケアの対象となるのである．家族ケアも常に念頭に入れ，支援システムを構築しておく必要がある．

## 3 遺族へのケア

患者が亡くなった後の遺族の支えも緩和ケアでは大切な課題である．

一般的に遺族は患者が亡くなった後，しばらくたつと「自分の介護は十分ではなかった」，「もっとできることがあったのに」，「もっと早く気づいていればこんなことにはならなかった」などと後悔の念にさいなまれ，抑うつ的になることがある．この症状は悲嘆とよばれ，多くの遺族に一般的にみられる．

ただ，大部分の遺族はこの悲嘆から脱して，再びもとの日常生活を取り戻すようになるが，一部の遺族は抑うつが長く継続し，周囲との交わりを減らす，家に閉じこもるなど，悲嘆が遷延する「病的悲嘆」という状態を呈することがある．

また，一部の家族のなかには，患者が亡くなった後に家族のバランスが崩れ，家族内，親族内で種々のトラブルが生じることがある．こうなると，本来はゆっくりと喪に服したい遺族が，まったく休めない状況になる．このような状況では悲嘆が解消するどころか，逆に強まる場合すらある．

以上にあげたことを予防，軽減するためであり，緩和ケアでは，遺族が穏やかに過ごせるように種々の援助システムを整えておく必要がある．

# 2 緩和ケアの担い手

## A チームアプローチの必要性

癌患者の緩和ケアは「全人的なケア」であると前節で述べたが，表4-1にも示したように，癌患者の全人的苦痛は患者の日常生活の広い範囲にわたり，また必要とする症状緩和は多岐にわたることから，従来の医師－患者関係を中心とした医療モデルでは患者の求めているものに対応することが困難なことが多い．

そのため，全人的な苦痛に対しては，種々の専門性を有するスタッフがチームを組んで様々な角度から患者に接して患者の痛み，苦しみを理解し，治療していくことが必要となる．そこでは，チームアプローチが医療モデルとして必要である．表4-2にチームアプローチの利点と注意点をあげた．

チームアプローチは，治療方針の一貫性を維持するために有効なシステムであり，各スタッフが自主的な形で患者と接することが可能で，患者にとっても相談できるスタッフが増え安心感が増すなどの利点を有する．しかし，その一方で各々が有機的なつながりをもたないでアプローチすれば，責任の所在があいまいになったり，医療スタッフ相互が理解不足になり患者の負担が増えることになるので，チームのメンバーは，日々のカンファレンスでそれぞれの意見を交換し合い，ケアの方針を統一してかかわることが非常に大切となる．

表 4-2 ●チームアプローチの利点と注意点

| | |
|---|---|
| 利点 | 治療方針に一貫性を維持しやすい<br>患者に対して自主的にアプローチが可能<br>種々の専門性を有したスタッフの意見が統合できる<br>患者が相談できるスタッフが増える<br>自由な意見の交換が可能 |
| 注意点 | 責任の所在があいまいになることがある<br>スタッフ同士の理解不足が生じる |

# B チームアプローチのメンバー

## 1 看護師

看護師は患者と日常的に接する時間が最も多い職種である．そのため看護師は患者の情報を得やすい立場にあるとともに，患者の有する全人的苦痛を理解するのに最も近い立場にある．

現在では専門看護師・認定看護師の制度が生まれ，臨床の現場で活躍するようになっている．このうち専門看護師は，それぞれの専門分野において，看護の実践，看護職者の教育，コンサルテーション，保健医療職種のコーディネーション，研究活動などに卓越した力を有した存在であり，看護の質の向上にその機能の発揮を強く期待されている存在である．この専門看護師のうち，ターミナルケアの関係でいえば，がん看護と精神看護の２分野の専門看護師が最も深く関与し，患者や家族だけでなく，看護職や他の保健医療職の支援に取り組んでいる．認定看護師には，疼痛緩和，全人的苦痛の緩和に関する知識と経験を生かし，他のスタッフと協力し，またアドバイスを行いながら，患者の有する苦痛の緩和，全人的ケアに取り組むことが求められる．

緩和ケアを受ける患者のなかには創傷，ストーマ，失禁を有する患者が存在する．これらの患者が呈する種々の症状に対して，専門的なケアを提供する皮膚・排泄ケア認定看護師は患者のＱＯＬを上げるために欠かせない存在である．

## 2 医　師

緩和医療を行う医師には，患者を身体的に診るための知識や技術のみならず，疼痛緩和に関する専門的な知識と経験を有することが必要とされる．また，全人的な苦痛に対処するため，心理学，精神医学，社会学的な知識を有していることが必要とされる．

一方，チームを引っ張っていく統率力，チーム内をまとめる調整力をも有していなければならない．

そして，さらに患者が苦しんでいるということを感じる感性も，緩和医療を行う医師が有していなければならない資質である．

## 3 薬剤師

症状を緩和するために，オピオイドをはじめとした薬剤の使用は不可欠であるが，薬剤の専門家として，専門知識を駆使し，医師と協力しながら薬剤調整を図ることが必要である．また，専門家として薬理作用を適切に説明するなど患者と密接なかかわりをもつことが必要である．

## 4 臨床心理士

病気を抱えることにより，病気そのものによる不安・恐怖・怒りなどの感情を抱くことが稀ではなく，また，家族内での問題，会社での問題など多くの問題を抱え，日常生活上の支障をきたすこともある．臨床心理士による心理教育，面接は本人の心理的な課題を解決するために有効である．このほか，集団精神療法，心理検査など臨床心理士の果たす役割は大きい．

## 5 ソーシャルワーカー

患者にとっての問題が，社会的なもの，経済面でのこと，家族関係の問題の場合，社会福祉の専門家であるソーシャルワーカーによる対応は有効である．社会福祉の専門知識を生かし，患者の社会面でのニーズに迅速かつ適切に応えることは，全人的苦痛の一つである社会的苦痛を軽減するために大切なことである．

## 6 栄養士

食に対する欲求は人間の基本的欲求の一つであるが，緩和ケアを受けている患者では，食欲の低下，嚥下障害，悪心・嘔吐などの症状が出ることが多い．しかし，食事を摂りたいと訴える患者は多くみられ，食事を摂ることを生の証しとしている場合もある．メニュー，盛付け，量，飲み込みやすさの調節，食器の工夫などを行うことで患者の基本的欲求を満たすことは重要なことである．患者の状態を知り，専門的な立場から助言を行うことが必要とされる．

## 7 理学療法士

「動ける」ということは，自己の自律性を保つうえで非常に大切なことであるが，終末期には，体力の低下や麻痺の合併により運動障害の出る場合がある．そのような場合でも，患者は歩きたい，少しでも動けるような状態でいたい，動いて家に帰りたいという希望がある．理業療法士は患者およびその介護者に対して，少しでも快適な歩行などができるような運動療法の指導，歩行および体位変換の指導を行うことにより，患者を援助することができる．

## 8 作業療法士

人は誰でも有意義な時間を過ごしたいという希望を有しており（時間の構造化），終日何もしないで過ごすことは，人間の尊厳にかかわる問題である．作業療法士は，作業療法を通じて，失った機能の回復を図り，有意義な時間を過ごすことができるよう援助し，患者の尊厳を取り戻し，苦痛の緩和に寄与する．

## 9 ボランティア

緩和医療においてボランティアは重要な役割を果たしている．患者や家族の身の回りの手伝い，病棟行事の手伝い，患者との対話，散歩の援助，病棟の飾りつけなど，医療スタッフの手が届きにくいところで援助活動を行うことができる．

患者のなかには，ボランティアが病棟を季節感溢れる雰囲気に整えているのを見たり，そのやさしさに触れて，自己を取り戻したということもある．また，医療スタッフに打ち明けにくい悩みを，まずボランティアへ打ち明けることもある．したがって，ボランティアも心理学，社会学，精神医学，医学について一定の研修を受けてから現場に臨むべきである．

## 10 宗 教 家

緩和医療の現場では「自分が死んだ後はどうなるのか」，「神は存在するのか」などという疑問を有する患者もいる．また，患者によっては自らの宗教活動を求める場合もあり，その場合には宗教家が窓口になり，患者のもつ霊的苦痛に答える必要がある．

日本では，信仰をもたない人も多く，緩和医療において宗教家の活躍する場面はまだまだ少ないが，今後増えていくことが予想される．

緩和医療スタッフは，患者の求めに応じてできる限り多様な宗教家と連絡が取れるようにしておく必要がある．

## 11 事務担当者

患者，家族の窓口ともいえるのが事務担当者である．様々な場面で患者，家族と接するわけであるから，まず，誠意をもって対応することが大切である．患者および家族の心情の理解をはじめ，緩和ケアに関する基礎的な知識を身につけて対応することが望ましい.

## C チームアプローチにおける看護師のあり方

### 1 ベッドサイドに立つ際の備え

最も大切なことは，チームアプローチの項で説明したように，患者を「病人」とみるのではなく，「病気をもった一人の尊厳ある人間」としてみることである.

患者のベッドサイドへ行く際には，チームミーティングであらかじめ患者の現病歴，家族歴，既往歴，生活歴，信仰の有無，治療方針，ケアの方針，現在投薬されている薬剤，現在の問題点などについて意見交換を行い，十分に患者のことを把握したうえでかかわることが重要である．特に，患者が何を欲しているのか，何を嫌っているのか，何がつらいのかを十分に知ったうえで訪問しなければ，訪問が意味をなさないばかりか，逆効果になることさえある.

ベッドサイドへ立つ際には，身だしなみにも細心の注意を払うことが必要である.

### 2 患者・家族への接し方

#### 1）患者への接し方

前述したように，十分な情報をもって，「病気をもった一人の尊厳ある人間」としての患者と接するわけであるが，常に信頼関係を構築するように努め，「ここに来てよかった」と安心感を感じるような接し方で臨むべきである.

まず患者と同じ目線になることが大切である．横たわっている患者に対して上から見下げるような視線を送ることは，患者に圧迫感を与えかねないので，避けるべきである．面接をする場合には，椅子に座り，目線を合わせ，患者の話を理解するよう努める姿勢が大切である.

患者と話すときは，今患者が何を話したいのか確認することが大切である．本人が話をしたくないときに無理に話をさせるようなことは避けたい．話の内容も，患者が触れられたくない話題などは避けることが大切である.

患者に看護師は多忙だという印象を与えないことも必要である．患者によっては，忙しい雰囲気を察知し，話しかけなくなることがある．その結果，大切な情報が得られなくなるばかりか，信頼関係を損なうこともある.

また，検温などを行う場合も，事務的にならないように注意したい．

患者によっては，自分の不安，恐怖を，怒りとして投影することがある．その場合，患者の投影に気づいて，怒りを十分に受け止めることが必要である．

以上述べたように患者と接しながら，あらかじめ得ていた患者情報と異なることはないか，新たに生じた変化はないかといったことを確認していくことが必要である．

### 2）家族への接し方

家族への接し方も基本的には患者と同様であるが，家族特有の悩み，苦しみもあるので，以下に述べる．

終末期癌患者を抱える家族は，病気について知ること，末期の説明を受け入れなければならないこと，病気が治るという希望をあきらめなければならないことなどで，種々の心理的な負荷を負うことが知られている．また，このような状況下で社会的・経済的な負担をも負わなければならず，家族は終末期患者を前にして二重，三重の苦しみを負っている．また，患者に対する治療はないと告げられていることも多く，患者と同様に見捨てられ感を有して悩んでいることが多い．このように心理的な負荷がかかっている状況にもかかわらず，病院という現場では患者が優先され，家族はそれを援助する立場に回ることになる．

患者のみならず，家族の精神的な安定は癌医療において必要不可欠な要素である．したがって，介護している家族の身体状況，精神状態にも常に注意を向けておくことが必要となる．患者の傍らで介護をしている家族が医師の説明を聞くことができない，聞いてもまったく頭の中に入っていかない，不眠を訴えるなど，精神的な負担を抱えている場合がみられることがある．その場合，チームミーティングで報告し，家族に対するケアの方針を作成・実行し，必要と判断された場合には，精神科医などの専門家と連絡を取るようにする．

いくらケアの体制を整えていたとしても，患者や家族の心の状態に気がつかなければ何の意味もなさない．終末期癌患者を診ていく場合，医師，看護師をはじめ，ケアにあたるスタッフは「家族は第二の患者である」ということを念頭においてケアを進めていくことが大切である（4章-⑤-Aを参照）．

## 3 ケアの場面で問われる倫理上の課題

医療における倫理的な原則は，患者に対して利益となることを行い，不利益となることを最小限に留めることである．この点において，緩和ケアも医療における他の分野と違いはない．

ただし，緩和ケアを受けている患者は，自らの病気が進行して治癒できない状態で，自らに残された時間が少なくなっていることを認識しているという点において，他の患者と異なる．以下，緩和医療の現場における倫理上の諸問題について解説する．

### 1）疼痛の緩和

緩和医療の現場において最も基本的であり，最初の倫理的な義務は，身体的な痛みを適切に緩和しうる能力を有することである．

現在は，WHO が癌性疼痛の治療指針を提示しており，モルヒネの使用をはじめ，疼痛緩和を適切に行えば90%の人は痛みから解放されるといわれている．したがって，癌による疼痛は適切に治療され軽減されるべきであり，誰しも疼痛で苦しむ必要はない．

痛みに対する適切な治療を行わないことは，道徳的に怠慢であり，許されることではない．

患者は，鎮痛のために十分な量の鎮痛薬を要求する権利を有し，医師はそれを処方する義務がある．痛みの治療により生命を縮めるかもしれないという理由により，適切な治療を施さないことは倫理的に許されることではない．痛みの除去のために，十分量の鎮痛薬を使用し，それが生命を縮めることになったのではないかという理由で，医師に刑法上の罪を着せることはできないとの考えが優勢である．そのような場合には，患者が尊厳ある生活のために必要な治療に耐えられないほど，病態が悪化していたということである．

### 2）延命治療について

様々な医療手段を用いて生命を維持しようとする場合，そのために患者が受ける苦痛を考慮しなければならない．患者がその苦痛を受け入れられないと考えている場合，延命を目的とした苦痛を伴う治療は正しい方針とはなりえない．

その際，看護師，医師は患者が表明している拒否が，一時的な感情によるものか，意識障害やうつ状態で判断能力が落ちたものでなく，正当な判断能力のもとで行われたものであることを確認する義務がある．

### 3）均衡の原則

苦痛が利益を上回るとき，延命のために行われる治療は禁忌である．

延命治療がもはや本人に対して生きることの強化につながらず，苦痛を増大させることになる場合，また患者がそのように認識した場合，治療を中断することは倫理的に正しいとされている．

### 4）自由な選択権

治療に関する件については，患者の自己決定が尊重されるべきである．

本人にとって負担となる治療を行うことはできない．

本人が負担と感じる医療を拒否することは，自殺行為と同じではないと考えられている．

自由な選択権が正当に生かされるためには，患者が自己の状態について十分な説明を受けていること，強制されたものではないこと，患者の自己決定能力が正常であることが必要である．

### 5）緩和ケアチームの倫理

チーム医療は患者の身体的苦痛，社会的苦痛など全人的な苦痛に対応するために有効な医療モデルであるが，それゆえに特有な倫理的責務を生じる．

緩和ケアチームの働きかけのなかには自らがよいことをしているという考えから，患者の自立性を損なっている可能性もあり，自らの正当性について常に検討を重ねなければならない．

チーム医療が行われている場合に，あるメンバーの行為が有害と判断された場合，その行為に協力，または協力しないまでも傍観することは倫理的に許されることではない．ゆえに，チームのメンバーは提供された個々のケアに対して責任を有すると考えられる．

緩和ケアチームも他の治療と同様に高度な倫理性をもって運営されるとき，患者に対して大きな利益になると考えられる．

### 6）患者，家族と医療者の間での密なコミュニケーション

病状が進行した時点での医療情報は，非常に複雑であり，かつ刻々と変化している．患者，家族が治療方針を決定するためには，そのときに応じた十分な医療情報が提供されていなければならない．

真実を告げることが大切であるが，その際の問題点として，真実を患者に伝える方法，および，真実を告げられる患者がどの程度まで知りたいと考えているかという問題がある（第3章参照）．

真実を患者に伝えるためには，患者とのコミュニケーションを密にし，患者の価値観，信念，文化的背景，教育的背景も考慮に入れる．

ある患者は真実を伝えられることを望まないかもしれないが，その希望が正当な判断に基づくものであれば尊重されるべきである．

# 3 緩和ケアの方法

## A 身体的苦痛の緩和

### 1 癌性疼痛

癌性疼痛は緩和医療において発生の頻度が高く，著しい苦痛を伴うため，医療者は痛みの緩和に対する専門知識を十分に身につけることが必要である（第2章-③参照）．

#### 1）疼痛とは

実際または可能性のある組織損傷と関連する，あるいはこのような損傷に起因する不快な感覚的および情動的な体験が疼痛である．

疼痛は常に，主観的な体験である．

#### 2）癌性疼痛の病態（表4-3）

疼痛はその病態から，体性痛，内臓痛，神経因性疼痛に分類できる．

痛みの病態により治療方針が異なるため，慎重に検討を行い，どの病態に属するのか見極めることが大切である．

**⑴ 体性痛**

表皮または深部筋骨格系にある侵害受容器が刺激されることにより生じる痛みで，骨転移痛が代表的である．疼痛部位は限局し「うずくような痛み」，「刺しこむ痛み」と表現される．叩打痛が病変に一致してみられ，体動時に疼痛が増強する．

**⑵ 内臓痛**

胸部，腹部内臓の浸潤，圧迫，膨張，伸張などにより生じる．「鈍い痛み」，「深部の圧迫されるような痛み」と表現される．疼痛部位がはっきりとしない．放散痛や圧痛を伴うことがある．

**⑶ 神経因性疼痛**

腫瘍の浸潤や圧迫，手術，化学療法，放射線による中枢神経または末梢

表4-3●癌性疼痛の病態

| | | |
|---|---|---|
| 体性痛 | 疼痛部位が限局 | 骨転移など |
| 内臓痛 | 疼痛部位が不明確 | 膵臓癌，肝臓癌など |
| 神経因性疼痛 | 疼痛部位が損傷された神経の支配領域に一致<br>知覚を伴うこともある | 神経浸潤 |

神経の損傷により生じる痛み．癌が末梢神経・神経根脊髄へ浸潤，圧迫することにより生じることが多い．

「焼けるような」，「刺すような」と表現される．神経の支配領域に一致した痛み．感覚の変化を伴うこともある．モルヒネに反応しにくい痛みであり，鎮痛補助薬の使用が必要となることが多い．

### 3）疼痛の診断と治療手順

#### ⑴ 診　断

疼痛は，患者自身の主観に基づくものであるため，詳細な病歴調査および臨床観察が必要である．以下の点に注意する．

①病変の進行程度：どの部位にどのような病変があるか
②疼痛の部位：どこが痛いか．表在性か深在性か
③疼痛の性状：どのような痛みなのか
④疼痛の強度：ごくわずかの痛みか，耐えられる痛みか，耐えられない痛みか
⑤疼痛の持続時間：突発性か，持続性か
⑥疼痛のために，どの程度日常生活に障害が出ているか

#### ⑵ 治療手順

①上記の臨床観察により原因をつきとめる．
②本人に対してわかりやすく説明を行う．
③治療目標を定める．
④副作用も含めて，毎日臨床観察を行う．

### 4）薬物療法による疼痛緩和

#### ⑴ 薬物療法の基本原則

癌性疼痛管理の原則は世界保健機関（WHO）より，以下のようなことが推奨されている．

**① 経口投与（by the mouth）**

患者が自分自身で痛みをコントロールするために，できる限り簡便な投与経路を用意する．

**② 定時投与（by the clock）**

痛みが出現したときに投与するのではなく，痛みが出現する前に投薬することで疼痛発現の予防をする．

**③ 段階的投与（by the ladder）**

鎮痛薬をその効力順に選択する．表4-4にWHO癌疼痛治療法が示している鎮痛薬の選択基準を収載する．適応があれば，予後の長短にかかわらず，モルヒネの使用に踏み切る．

④　**個別投与（by the individual）**

痛みが消失するために使用する疼痛治療薬の量は患者により様々である．

⑤　**詳細にわたる注意（attention detail）**

副作用の防止と心理面への配慮を隅々にまで行き渡らせることが必要である．

⑥　**鎮痛補助薬の使用**

症状に応じて鎮痛補助薬を使用する．

神経因性疼痛は，腫瘍による神経障害により生じるが，電撃痛の場合には抗てんかん薬であるカルバマゼピンが，持続的な痛みに対してはアミトリプチリンが有効であることが多い．

### ⑵　使用される薬剤

癌性疼痛の治療方針については，表4-4に提示してあるように，段階的に行うのが原則である．ただし，痛みの程度により，第2段階をとばして，第1段階から第3段階へ移行する場合もある．表4-5に疼痛治療で使用される薬剤をあげた．

オピオイド：オピオイド受容体に結合することでその作用を現し，ナロキソンにより拮抗される，天然，半合成，合成薬剤の総称．オピオイド受容体は，オピオイドやその拮抗薬が特異的に結合して，鎮痛などの薬理作用を発現させる部位である．オピオイドの受容体は大きく分けて，ミュー(μ)受容体，デルタ(δ)受容体，カッパ(κ)受容体の3種類に分類される．

①　**非オピオイド***

・非ステロイド性消炎鎮痛薬　nonsteroidal anti−inflammatory drugs (NSAIDs)：ナプロキセン，ジクロフェナック，インドメタシンなど．癌の骨転移，軟部組織への浸潤など，炎症を伴う痛みに有効．

・アセトアミノフェン：抗炎症作用はないが，末梢性鎮痛作用と解熱作用を有する．

②　**弱オピオイド**

・ブプレノルフィン：モルヒネの作用に拮抗する拮抗性鎮痛薬である．鎮痛作用が強力であり，作用時間が長いという利点を有するが，一定量以上では鎮痛作用が増大しない天井効果(ceiling effect)を有する．モルヒネの作用に拮抗するのでモルヒネと併用はできない．

**表4-4●WHO 3段階除痛ラダー**

| | | |
|---|---|---|
| 第1段階 | 非オピオイド±鎮痛補助薬 | 軽度の痛み |
| 第2段階 | 弱オピオイド±非オピオイド±鎮痛補助薬 | 中等度の痛み |
| 第3段階 | 強オピオイド鎮痛薬±鎮痛補助薬 | 中等度～高度の痛み |

**表4-5●疼痛治療に使用される薬剤**

| | |
|---|---|
| 非オピオイド | ナプロキセン<br>アセトアミノフェン |
| 弱オピオイド | ブプレノルフィン<br>リン酸コデイン |
| 強オピオイド | モルヒネ<br>フェンタニル |

・リン酸コデイン：モルヒネの約 1/12の鎮痛効果を有するといわれている．

③ **強オピオイド**

・モルヒネ：モルヒネは阿片より単離精製された天然アルカロイドで，生体内にあるオピオイド受容体に結合することでその効果を現す．薬理作用としては常用量では鎮痛，腸管運動の抑制などがあり，過量投与では呼吸抑制，縮瞳などが出現する．臨床的にはWHOの分類で第 3 段階である高度の痛みの際に使用される．投与経路には経口，経直腸，静脈，皮下がある．有効時間により即効製剤，徐放製剤などが開発されているため用途に応じた使用が可能である．天井効果はないので，増量が可能である．副作用としては，便秘はほぼ全員に認められ，そのほか，悪心，かゆみ，眠気などが認められる．悪心，便秘には耐性が生じるので副作用対策は投与初期，または増量時とする．

・オキシコドン：阿片からコデイン，モルヒネを精製する過程で生じるテバインから合成される半合成オピオイドである．鎮痛作用としてはモルヒネと同様μ受容体に作用してその効果を現すものとされている．臨床的には中等度から高度の痛みに幅広く使用される．天井効果はないので，増量が可能である．副作用はモルヒネと同様，便秘，悪心・嘔吐，かゆみなどである．オキシコドンは腎障害時にも活性代謝物の蓄積による副作用が少ないので，腎機能低下患者には使いやすい薬剤である．

## モルヒネに対する誤解

「耐性や依存が生じる」

疼痛を有する患者に対して，適切な量のモルヒネを使用し続けた場合，モルヒネに対する精神依存が生じることはほとんどありません．

身体依存としては投薬を突然中断した場合，離脱症状が生じますが，患者に急にモルヒネを自己中断しないよう指示しておくことで予防できます．モルヒネの漸減により投薬中止可能となるのです．

「頭がおかしくなる」

モルヒネの使用により，まれに幻覚・妄想状態となることがありますが，適切な処置により症状は改善します．通常の使用では，健忘症状を呈することがある程度です．

「命が縮む」

疼痛緩和目的で適切な量のモルヒネを使用した結果，生命が縮まるという根拠はありません．

適切な量のモルヒネの使用は，患者のQOLを改善するのです．

・フェンタニル：短時間作用型の合成麻薬である．主に麻酔の際に使用されてきたが，強力な鎮痛作用があることから癌性疼痛の治療薬として利用されるようになった．$\mu$受容体を介して鎮痛効果を現す．モルヒネによる，悪心・嘔吐，意識障害などで副作用対策を講じたにもかかわらず症状の改善をみないときに有効なことが多い．2002（平成14）年から，癌性疼痛の治療薬として，フェンタニルの貼付剤がわが国にも導入された．

#### ④ 鎮痛補助薬

癌性疼痛の治療において，それ自身には鎮痛作用はないものの，鎮痛薬と併用することで鎮痛効果を高める作用を有するものを鎮痛補助薬という．WHO疼痛ラダーのどの段階においても使用可能である．

・カルバマゼピン，バルプロ酸：両者とも抗てんかん薬に分類されているが，発作性の痛みに対して有効であるとの報告がある．

・アミトリプチリン：抗うつ薬に分類されるが，持続性の痛みに有効であるといわれている．ただし，抗コリン作用があるために便秘，意識障害を引き起こすことがあるので，患者の全身状態を観察しながら使用する．

・コルチコステロイド：腫瘍周囲の炎症，浮腫を軽減することにより鎮痛作用を現すと考えられている．

### ⑶ 実際の投与法

下にあげた投与法が基本であるが，実際には患者と相談のうえ，患者の希望，全身状態などを考慮して投与経路を決定すべきである．

・経口投与：投与の基本である．

・直腸投与：経口摂取が困難な場合に用いられる．

・静脈注射：上記が不可の場合に有効で，量の調節が簡便であるが，静脈ルートがつくという欠点がある．

・皮下注射：点滴ルートのない場合に有効で，量の調節が簡便であるが，機械のつくことがやや不便である．

### ⑷ オピオイドによる副作用とその対策

オピオイドには強力な鎮痛作用がある一方で，嘔吐，便秘，ミオクローヌス，口渇，皮膚瘙痒感，呼吸抑制などの副作用も伴うために，副作用対策も行わなければならない．

・便秘：モルヒネ，オキシコドン，リン酸コデインを服用しているほとんどの患者に生じる．フェンタニルでは少ない．オピオイドの投与開始と同時に緩下剤の投与を開始する．

・悪心・嘔吐：オピオイドを使用した患者の6～7割の患者に生じる．この副作用に対する耐性は5～10日で獲得される．悪心・嘔吐の予防策として，プロクロルペラジンまたはハロペリドールの投与を行う．
・ミオクローヌス：ミオクローヌスとは，筋肉の短時間の不随意な収縮である．高容量のオピオイドを投与しているときに生じることが多い．治療法としてはオピオイドの変更およびクロナゼパム，ジアゼパム，バルプロ酸などの抗痙攣薬が有効である．
・口渇：約半数の患者にみられる．水分摂取を促す，氷片をなめるなど対症的に扱う．
・皮膚瘙痒感：数%の患者に生じる．モルヒネのヒスタミン遊離作用による．症状により，抗ヒスタミン薬の投与が必要となる．
・呼吸抑制：オピオイドの急激な増量で生じることが多い．縮瞳も伴うことが多い．呼吸数が8～10回/分以下で意識障害を伴う場合，ナロキソンの投与を行う．呼吸抑制に対する耐性は急速に生じるので，通常の使用では臨床的に問題となることはほとんどない．
・オピオイド不耐症：頻度として多くはないが，モルヒネの投与によりせん妄，悪心・嘔吐などが生じ，種々の副作用対策にもかかわらず，まったく改善しない場合がある．このような場合，オピオイド不耐症を考慮すべきで，他のオピオイドに変更することが必要である．終末期では，せん妄，悪心・嘔吐などは全身症状の悪化と混同されやすいので注意すべきである．

### 5）その他の方法による疼痛緩和

#### (1) 外科的療法

緩和医療において外科的療法は，下記にあげる病態に対して有効である．
・脊髄圧迫による疼痛および切迫麻痺に対する脊椎管の除圧
・保存的治療により改善しない腸閉塞の解除
・病的骨折に対する固定術

ただし，外科的療法は，患者の全身状態，外科的治療により得られる効果とその持続時間，限界点，予後および本人の希望を検討したうえで慎重に行われるべきである．

#### (2) 放射線療法による疼痛緩和

緩和医療において放射線療法は，下記にあげる病態に対して有効である．
・痛みを伴う骨転移
・脊椎の圧迫骨折による疼痛
・脊髄圧迫による疼痛
・食道癌，胃噴門部癌による嚥下困難
・上大静脈の圧迫により生じる，顔面，頸部，上肢の腫脹および呼吸困難（上大静脈症候群）

#### (3) ホルモン療法による疼痛緩和

乳癌，前立腺癌，子宮癌など，ホルモン感受性のものに応用されている．

#### (4) 麻酔科的処置による疼痛緩和

・神経ブロック：三叉神経ブロック，星状神経節ブロック，腹腔神経叢ブロックなど

## 2 癌性疼痛以外の身体の痛み

### 1）癌性疼痛以外の身体の痛み

癌患者では種々の原因により痛みが引き起こされることが知られている．最も多いのは，前述した癌性疼痛であるがそれ以外に，癌治療に関連した痛みが入院患者の約2割に生じるといわれている．

・外科的手術によるもの
・化学療法によるもの
・放射線治療によるもの

少数の患者では，癌や癌治療と関連のない以下のような疼痛を呈する．

・糖尿病性のもの
・椎間板ヘルニア

### 2）痛みの性質とそのケアについて

痛みは身体に感じられる感覚であるが，鎮痛薬のみで消失するものでないことからも明らかなように，その感覚は感情，認知，行動，社会的な関係，性格の影響を受けて変化する．痛みと心理的要因の相互関係であるが，痛みは心理的負荷の要因になることが知られており，抑うつや不安は痛みを増強させるといわれている．

治療中の癌患者では，約半数に精神医学的な診断名がつくといわれているが，診断のつく群で激しい痛みを訴えるものは約4割，診断のつかない群では約2割という結果からも，痛みと心理的要因の相互関係は明らかである．

痛みの治療を行う場合には，身体的な治療ばかりではなく，心理社会面の影響も考慮しながら行うべきである．また，身体的治療，心理社会面の治療は，同時並行的に行うことが望ましい．

## 3 全身倦怠感

全身倦怠感は緩和ケアにおいて最も頻度の高い症状である．終末期においてはほぼ全例に出現する．多くの全身倦怠感は悪液質が関係する．悪液質とは貧血，体重減少，無力，組織消耗，臓器不全，食欲不振からなる症

状群である．

### 1）全身倦怠感の発症機序

多くの研究にもかかわらず，機序は解明されていない．大まかには，代謝異常，腫瘍因子，その他の要因に分類することができる．

その他の要因としては，貧血，脱水，血液，生化学的異常，臓器不全，抑うつなどが関連する．

### 2）治　療

全身倦怠感の発生には多くの要因が関連している．原因が明らかな場合には，原因に対する治療を行うことで，症状の改善をみることがある．

非特異的治療としては，ステロイド，メチルフェニデートの使用がある．

治療は患者の全身状態，予後などを考慮しながら行う．

### 3）ケ　ア

全身倦怠感を訴える患者には，その状況と特性について，家族も交えた話し合いを重ねることが必要である．

日常生活についてどのようにすれば最も良好に一日が過ごせるかを検討し，医療スタッフはその援助を行う．現実的には，日常生活の優先順位の検討を援助する，患者の人生にとって大切なことを行うときに全身状態を最良の状態に持ち込むように援助する，などである．

## 4　呼吸困難

呼吸困難とは呼吸に際して，不快な促迫感，苦悶を訴える症状である．終末期患者では最後の6週間で約5割以上に出現する．肺癌患者では7割に達する．

### 1）原　因

呼吸困難をきたす原因は主として①癌によるもの，②癌治療に伴うもの，③その他に分類できる（表4-6）．

癌によるものとしては，癌性リンパ管症，肺癌，転移性肺腫瘍，胸水貯留などがある．

癌治療によるものとしては，肺癌の手術後などがある．

その他の原因としては，肺炎，気管支炎など主として肺に原因のあるもの，心不全など心臓に原因のあるもの，不安神経症，パニック発作など心因性のものなどがある．

表4-6●呼吸困難の原因

| | |
|---|---|
| 癌によるもの | 腫瘍による気管支閉塞<br>癌性リンパ管症<br>腫瘍による肺実質の減少<br>胸水貯留 |
| 癌治療によるもの | 肺切除術後<br>放射線治療後の肺線維症 |
| その他 | 肺炎<br>気管支炎<br>心不全<br>心因性（不安定神経症，パニック障害） |

### 2）治　療

まず，原因が明らかになれば，その原因に応じた治療を行う．

酸素療法は，呼吸困難に対しての非特異的治療法である．

薬物療法としては，モルヒネなどのオピオイド，ステロイド，気管支拡張薬，向精神薬などが使用される．

不安が強く，そのために病状が修飾されている場合，抗不安薬（アルプラゾラム，ブロマゼパム）の投与も有効である．

### 3）ケ　ア

患者を半座位などにして，クッションや枕などを使用し安楽な体位がとれるようにする．室内の温度と湿度および換気を本人が快適に過ごせるように調節する．こうした一般的ケアのほか，下記のような方法もある．

#### ⑴　呼吸理学療法

気道分泌物の喀出を容易にして,呼吸や換気の状態を改善することである．

・排痰法：喀痰の排出を促すこと

・体位変換：終末期の患者では体位変換そのものが苦痛である場合があるため，慎重に行う

痰の移動を促す手技としては，

・パーカッション：手を丸めて，呼気時に胸壁をたたく方法

・バイブレーション：胸郭に手を置き，振動を与える方法

・スクイージング：胸郭に手を置き，呼気時に合わせて圧迫する方法

などがある．ただし，上記は患者の全身状態に応じて行うべきである．

#### ⑵　呼吸訓練法

有効な呼吸の方法を指導することである．呼吸困難を感じると患者はパニック状態を呈し，過呼吸状態となる．パニックに陥ると吸うことばかりに注意が集中し,呼気が十分でなくなり悪循環が生じる.呼吸訓練により，

呼吸困難感を軽減する方法を学習することにより，患者の不安感を軽減させることができる．

患者に対してゆったりとした腹式呼吸を行うよう指導する．鼻から息を吸い，ゆっくりと腹を膨らませてから，口をすぼめてゆっくりと息を吐くように指導する．

頻呼吸になっている患者に対しては，徒手的に胸郭に圧迫を加え肺全体の換気を促す．

### 4）不安の軽減

患者を孤独にしないよう，患者のそばに寄り添い，不安を軽減することは有用である．

呼吸困難感は死を連想させる症状の一つであり，不安感，恐怖感を伴う．呼吸困難感のためにパニックに陥っている患者に対しては，患者のそばに目線を同じくして座り，不安をくみ取り，安全を保証し，リラックスするよう指導する．

家族も不安感にかられていることが多いので，現状をよく説明し，家族が有する不安の軽減に努め，少しでも安心して介護できるようにする．

## 5 胸　水

胸水とは，胸腔内の胸水の産生と吸収のバランスが崩れ，貯留することである．

### 1）胸水の産生とその役割

胸水は壁側胸膜から1日に5～10$l$ 産生されるが，壁側胸膜に80～90%が再吸収され，臓側胸膜に10～20%が再吸収される．

正常人の胸腔には壁側胸膜と臓側胸膜の間の潤滑液として10～20m$l$ の胸水が存在する．

### 2）胸水貯留をきたす病態

胸水は，その性状から，滲出性，漏出性に分類される．

滲出性の胸水は，胸水の生化学的な組成の変化と細胞数の増加を伴う．癌性胸膜炎など腫瘍によるものが多くみられる．癌性胸膜炎の場合，リンパ管の閉塞，胸膜腫瘍からの滲出増加などがある．

漏出性の胸水は，胸水の生化学的組成と細胞数の希釈はあるが，その増加を伴わない．うっ血性心不全では毛細管圧の上昇，低たんぱく血症では，血液浸透圧の低下が原因となる．

### 3）所　見

初期は無症状であることが多い．

症状が進行するにつれ，乾性の咳，胸痛，呼吸困難が徐々に進行する．

呼吸困難などの症状は，胸水貯留の量よりも，急速に貯留した場合に多くみられる．

X線写真上では，肋骨横隔膜角の消失により確認が可能である．

### 4）治　療

胸水の治療は全身状態，予後などを総合的に検討して判断する．

無症状の場合は，定期的な経過観察とする．症状がある場合は，胸水穿刺，胸膜癒着術などを考慮するが，生命予後など慎重に検討を重ねて施行すべきである．

## 6　死前喘鳴

死前喘鳴とは，死の切迫時において，咳嗽低下または不可能な患者で，気道分泌物の増加による下咽頭から喉頭にかけての雑音を伴う呼吸のことである．

この時期，患者は意識がないことが多く，通常苦痛を感じていないが，介護する家族にとっては不安と恐怖を伴うものである．したがって，患者に対する治療とケア，家族に対するケアを考慮する．

### 1）患者に対する治療とケア

まず，体位変換（半座位，仰臥位または側臥位）を行い，分泌物の流出を促す．

分泌物の産生を抑制するために，抗コリン作用のある臭化水素酸スコポラミンを使用する．ただし，意識障害，循環障害を引き起こすことがあるので，その使用は患者の全身状態を考慮しながら行う．

### 2）家族に対するケア

家族は，患者の死期が迫った状況で，不安と緊張が高い．そのような状況で患者の呈する苦しげな呼吸音は非常に気になり，不安・緊張を増長させるものである．

家族に対して，前もって死前喘鳴が出現する可能性を伝え，この症状は意識が低下していることから，患者は苦しんでいないことをあらかじめ説明しておく．

症状が出現し，家族が不安を呈しているときは，この症状が死前喘鳴であること，患者は苦しんでいないことをわかりやすく説明する．

## 7 食欲不振

食欲不振は，進行癌患者では，全身倦怠感についで多くみられる症状の一つである．

### 1）終末期における食欲不振の原因

・口腔内の炎症，腫瘍，感染
・胃内容停滞
・便秘
・薬剤（オピオイド）による悪心・嘔吐
・疼痛の存在
・予期性嘔吐症：食物のにおいで悪心・嘔吐が生じる．
・うつ病の存在：不眠，意欲低下を合併していることが多い．
・代謝異常（高カルシウム血症など）
・悪液質症候群
・高エネルギー輸液
・全身衰弱

### 2）身体所見および必要な検査

・口腔内に炎症，潰瘍，腫瘍，感染はないか
・悪心，嘔吐はないか
・排便は正常か
・使用中の薬剤の精査，薬剤投与と食欲不振の出現との時間的関係
・疼痛はないか
・血液，生化学検査（血糖，血清電解質，カルシウム値，総たんぱく，アルブミンなど）
・食事のにおいをかいだり，点滴のボトルを見たり，点滴をされただけで反射的に悪心・嘔吐が出現していないか．

### 3）治　療

#### (1) 薬物療法

・メトクロプラミド：消化管運動調節作用
・コルチコステロイド：短期間の食欲改善に有効
・薬剤性が疑われる場合，投与薬剤の減量または中止
・うつ病，高カルシウム血症の治療

#### (2) その他の治療法

・高エネルギー輸液の減量または中止

### 4）食欲不振のケア

食欲という基本的な要求が失われることは，生命力の低下につながるので，下記のようなケアが必要である．

・患者の嗜好に合わせた食事の準備
・口腔内のケア
・排便のコントロールによる，腹圧低下
・リラクセーション：予期性嘔吐症の場合に有効

## 8 嚥下困難

嚥下とは，液体または固形物が口腔，咽頭，食道を経て，胃に入るまでの一連の過程のことをいい，嚥下困難とはこの一連の過程に障害が生じて円滑な嚥下ができなくなることをいう．

### 1）嚥下における生理学的機序

嚥下は，以下の3相に分類される．
①口腔から咽頭に入るまでの口腔相（随意運動）
②咽頭から食道に至るまでの咽頭相（不随意運動）
③食道を下って胃に至るまでの食道相（不随意運動）

### 2）嚥下障害をきたす原因（表4-7）

嚥下困難をきたす病態としては，上にあげた嚥下の各相における機械的な閉塞，嚥下に必要な神経，筋肉の障害，痛みによるものがある．また，嚥下困難は心因により引き起こされることもある．

### 3）診　断

・口腔，咽頭病変の観察：口腔，咽頭内に感染症，腫瘍はないか．
・口腔咽頭通過時間：舌が動き出してから，喉頭の動きが止まるまでの時間．1秒以上は異常と考えられる．患者に実際に水分を飲み込んでもらい観察する．
・球麻痺，食道気管瘻，脳神経障害の有無．
・必要に応じて，咽頭造影，食道造影，胸部X線写真，胸部ＣＴなども施行する．

表 4 - 7 ●嚥下障害の原因

| | |
|---|---|
| 機械的閉塞 | 口腔内腫瘍<br>咽頭腫瘍<br>食道腫瘍<br>頸部，縦隔内腫瘍による圧迫<br>放射線照射後の 2 次的狭窄 |
| 神経・筋障害 | 脳神経障害（第 5， 7， 9， 10， 11脳神経）<br>交感神経障害<br>腫瘍の脳転移<br>食道神経叢の障害 |
| 嚥下痛 | 放射線療法後<br>口腔内カンジダ症 |
| 心因性 | うつ病<br>全般性不安障害 |

### 4）治　　療

以下のような治療法があるが，各治療法の適応については，患者とよく相談のうえ，患者の希望，全身状態を考慮して行うべきである．

- 放射線治療：腫瘍による物理的圧迫の解除を目的とする．
- 食道ブジー
- 飲み込みができず，誤嚥の可能性が高いときには，高エネルギー輸液や経鼻胃管・胃瘻による栄養補給も考慮する．
- 薬物療法
- 完全閉塞の患者では，唾液が飲み込めず，誤嚥の可能性があるため，抗コリン作動薬の投与も考慮する．
- 心因性の患者では，精神療法に加えて薬物療法が有効である．

### 5）ケ　　ア

- 食事の際にはまずリラックスし，姿勢は座位をとる．
- 義歯を装着する．
- 口腔内の保清に注意する．
- １回の量は少量とし，ゆっくりと与える．
- 乾燥したり，粘りつく食品は避ける．
- 場合によっては高エネルギー輸液・経鼻胃管・胃瘻による栄養補給法もあることを説明する．
- 完全閉塞の患者でも食事を口に含み吐き出すことで，食感，味覚を楽しむことは可能である．

## 9　悪心・嘔吐

悪心とは胃の内容物を吐出したいという感じを抱くこと，嘔吐とは胃内容物が食道を逆流して，口腔外へ出されること．

悪心・嘔吐の際，冷汗，頻脈，血圧低下などの自律神経症状を伴うことが多い．

### 1）病　態

嘔吐中枢は延髄網様体の背外側部に存在し，嘔吐行動の協調運動をつかさどる．嘔吐中枢は次の部位から入力を受ける．

・化学受容体トリガーゾーン：薬物，代謝異常（肝不全，腎不全，高カルシウム血症）
・腹部臓器：迷走神経，交感神経を介する刺激（腸閉塞，胃内容停滞，便秘）
・大脳皮質：不安，予期性嘔吐症，頭蓋内圧亢進
・大脳辺縁系：におい
・前庭核：感染症，腫瘍

### 2）診　断

・詳細な病歴聴取．特に，緩和医療では，オピオイド使用の有無を確認
・口腔内，腹部，胸部の診察
・血液検査，生化学検査
・精神状態の把握

以上を総合的に検討して判断する

### 3）治療法

症状に応じた治療を行う．以下，主な場合について解説する．

**(1)　薬剤性の場合**

・原因と考えられる薬剤の減量，中止，変更を試みる．
・オピオイド投与による悪心・嘔吐は，投与開始後数日間および増量時に多いが，通常数日で耐性*が形成されるために消失することが多い．プロクロルペラジン，ハロペリドールの投与が有効である．

耐性：ある効果を得るために必要な投薬量が増加していくこと．

**(2)　腸閉塞による場合**

・身体所見，症状より判断する．聴診では金属音が聞かれることが多い．腹部単純X線写真では，ニボー（鏡面形成）がみられる．
・絶飲食，胃管の挿入による減圧処置

**(3)　胃内容停滞の場合**

・薬剤（オピオイド，抗コリン性薬剤），腹部腫瘍，腹水貯留時に生じることが多い．
・メトクロプロミドの投与により，腸蠕動を亢進させることが有効な場

合がある．

### 4）悪心・嘔吐患者のケア

まず，患者をリラックスさせ，不安，緊張を除くように努める．

嘔吐した場合は，ゆっくりと背中をさすり，患者の不安感が軽減するように努める．吐物やにおいの元を患者の周囲から遠ざける．そして，患者が落ち着いたところで，口腔内にある吐物の残りをうがいや清拭により取り除く．

嘔吐がなくなる，または軽減したら，患者と相談し，少しずつ食事ができるように工夫する．ただし，患者は吐いたこと，悪心でまた吐くのではないかという不安感が強いことがあるので注意しながら対応する．

病態とその対処法を丁寧に説明する．

予期性嘔吐症の患者では，予期性嘔吐について説明し，原因となるもの（点滴，においの元）を遠ざける．抗不安薬の投与も有効であるが，症状が持続する患者では，リラクセーション法が有効である．

## 10 便　　秘

### 1）便秘を起こす誘因

・腸管の機械的閉塞
・薬物（特にオピオイド，抗精神病薬）
・代謝異常（高カルシウム血症など）

### 2）便秘の際に注意したいこと

・オピオイド投与の有無
・便秘を引き起こす薬物投与（ハロペリドール，プロクロルペラジンなど）のチェック
・腸音は亢進しているか，減弱しているか．金属音はしないか．
・脱水はないか
・生化学検査での異常は（高カルシウム血症，低カリウム血症）
・腹部腫瘤の触知
・直腸診での便の触知

### 3）治　　療

・まず，腸閉塞の有無を鑑別する．
・腸閉塞の鑑別後，直腸内に便が停滞していないか，停滞している場合は，硬便か軟便か確認する．

・直腸内に硬い宿便がある場合は，摘便，座薬，浣腸等を考慮する．
・直腸内に軟らかい宿便がある場合は，刺激性下剤の使用を考慮する．

### 4）ケ　　ア

・水分摂取，繊維性食物の摂取，定期的な排便を促すことは大切であるが，終末期では難しいこともあるし，苦痛となる場合もある．
・患者に便意がある場合，トイレ誘導を促すなどして，排便のしやすい環境設定を行う．
・患者の尊厳を保つために，ベッド用便器を安易に使用することは避ける．

## 11　下　　痢

### 1）下痢を引き起こす病態

・薬物（緩下剤の投与，抗生物質）
・腸閉塞
・放射線の影響
・化学療法後
・直腸障害

### 2）下痢の際に注意したいこと

・脱水
・薬物の見直し
・腸管に負担を与えない
・整腸薬の投与
・上記にて改善のみられない場合，ロペラミド投与
・下痢が頻回な場合，肛門周囲の炎症，疼痛が悪化するため，ケアが必要となる

### 3）ケ　　ア

・便失禁予防のための定期的な排便誘導
・肛門周囲の炎症の管理
・便秘の項でも述べたが，患者の尊厳を保つためにベッド用便器を安易に使用することは避ける

### 4）注 意 点

排便に関する行為は人間の尊厳にかかわるため，尊厳を損なわないよう

常に細心の注意を払ってケアを行う必要がある．

## 12 腸閉塞

腸閉塞とは腸管内の通過が生理的な機能を障害するほど遅延するか，まったく通過しない状態を指す．

胃癌，結腸・直腸癌，卵巣癌に多くみられる．わが国では消化器癌の比重が高いので緩和ケアでも多くみられる症状である．癌患者における腸閉塞の原因は表4-8に示す．

### 1）病　態

・腸管のいずれかの場所で閉塞が生じると，そこより口側では摂取した水分，分泌液の貯留が生じる．

・その結果，腸管は拡張するが，拡張した腸管からは水分やナトリウムが出ないため，腸管内腔圧が上昇する．

### 2）症　状

・悪心・嘔吐：悪心・嘔吐は腸閉塞患者の大部分でみられる

・疼痛：疝痛性，持続性の場合がある

・便秘（高度な閉塞の場合），排ガスの停止

・下痢

### 3）徴　候

・腹部膨満感

・腸音：腸管の閉塞では腸音は亢進，麻痺性腸閉塞では腸音は低下または欠如

・放射線医学的な徴候

腹部立位単純X線写真で，ニボー（鏡面形成）が確認される場合．

立位が困難な場合，臥位の腹部単純X線写真で小腸が連続的に15cm以上確認できる場合．

消化管外の空気（消化管穿孔）を確認する．

表4-8●進行癌患者における腸閉塞の原因

| | |
|---|---|
| 機械的閉塞 | 腸管内腔の閉塞（腫瘍，糞便，腸重積など）<br>腸管外（癌性腹膜炎，腸管癒着） |
| 機能的閉塞 | 薬剤性（モルヒネ，抗コリン薬）<br>癌の自律神経浸潤<br>脊髄障害<br>腹膜炎 |
| 混合型閉塞 | |

### 4）緩和医療における腸閉塞患者のケア

#### ⑴ 内科的治療

・絶飲食：患者の全身状態，希望を考慮して決定する．
・薬物療法による悪心・嘔吐・疼痛の緩和など：腸閉塞諸症状の緩和
・制吐薬，抗コリン薬，鎮痛薬，ステロイドなど．ステロイドは閉塞部位の浮腫を改善させることがある．
・オクトレオチドは腸管からの電解質，水分吸収の促進，分泌抑制作用を有し，腸管蠕動を抑制する作用があるため，使用されることがある．

#### ⑵ 経鼻胃管

・緩和ケアでは第一選択ではない．その理由として，①患者にとって不快であり，苦痛となる，②咳嗽が妨げられる，③誤嚥を生じる，④患者と家族の間の障壁となる，⑤粘膜のびらん性出血を生じるなどがある．
・経鼻胃管の使用は，上記の薬物療法が無効であり，頻回（1日6回以上）の嘔吐のため，絶え間ない苦痛のある場合に考慮する．
・長期にわたる経鼻胃管の留置が必要な場合は，経皮的胃瘻術を考慮する．

#### ⑶ 外科的治療

・緩和ケアにおける手術適応は非常に限定される
・生命予後が2か月以上あり，全身状態が良好な患者
・閉塞の部位が1か所で患者が希望している場合
・腹部に放射線治療を受けていない患者

## 13 脱　水

脱水症とは主として，水分およびナトリウム（Na）が欠乏した状態で，一般的に，水分欠乏とNa欠乏に分類される．臨床的には両者の混合タイプとして扱うのが実際的である．

### 1）原　因

・下痢，嘔吐，発汗など体液喪失の原因がある場合
・水分や食事の摂取が不十分な場合

### 2）臨床症状

・脱水の初期（体重の約2％程度の欠乏）は無症状のことも多い．
・中等症（体重の約6％前後の欠乏）になるとバイタルサインは安定しているが，皮膚の状態，目のくぼみなどの症状が出現する．

・重症（体重の約10%の欠乏）になると，高度の血圧低下，ショック，意識障害などが認められる．

### 3）治　療

・脱水の治療は，喪失している水分，塩の補給が中心となる．
・一般的に，終末期中期以後の患者では１日500～1500m*l* の補液で十分である．
・輸液による．浮腫，腹水，胸水の悪化がないか検討する．

### 4）終末期における輸液

輸液が行われる場合には，その目的と意義が明確になっていることが必要である．輸液を行うことにより浮腫・腹水・喘鳴が生じ，苦痛の原因となる，行動が制限され苦痛になる，苦痛を長引かせる原因となることがある．したがって，終末期患者に輸液を行う場合，患者の全身状態，生命予後を慎重に検討して総合的に判断すべきである．その際，患者本人が回答不能の場合には代理人と現状を客観的に観察し，判断を行うべきである．

## 14 排尿困難

正常な排尿のためには，膀胱に尿が貯留し，一定の意思で膀胱が空になるという一連の動作がスムーズに行われることが必要である．

そのためには，膀胱の感覚，膀胱容量，排尿筋，膀胱括約筋，および尿道機能が正常に機能していることが必要である．これらが障害されたときに排尿障害が生じる．

### 1）原　因

排尿障害の原因としては，下部尿路の閉塞による器質的なもの，排尿に関連した神経の異常，薬剤性のものに分類される．

下部尿路の閉塞によるものは，尿道，前立腺，膀胱および骨盤内臓器の異常，骨盤内への癌の進展および転移によるものが多い．

排尿に関連する神経は，骨盤内臓器の手術，骨盤内臓神経への癌浸潤，癌の中枢神経・脊髄転移，脊椎腫瘍による脊髄の圧迫，血行障害などにより障害されることが多い．

薬剤性のものとしては，抗コリン性の薬剤を使用している場合に生じることが多い．

### 2）治　療

・薬剤性が疑われる場合には，原因薬剤を減量または中止する．

・薬物療法として，残尿の多い低緊張性の神経因性膀胱の場合には，コリン作動薬と $\alpha_1$ 受容体遮断薬の併用，残尿の少ない排尿筋反射亢進性の神経因性膀胱の場合には，$\alpha_1$ 受容体遮断薬の単独投与，またはコリン作動薬との併用が有効である．
・患者が苦痛を感じている場合には，導尿は有効である．
・排尿困難，尿閉が長く続く場合にはバルーンカテーテルによる持続的な導尿の方法があるが，尿路損傷，感染に十分な注意が必要である．
・間欠的自己導尿は自宅でも可能であり，生活範囲を広げる点での利点がある．
・導尿は，患者の自尊心を傷つける場合があるため，施行に関しては患者との話合いで決定することが重要である．

## 15 尿失禁

排尿のためには尿道が開存していること，正常な膀胱壁，膀胱，尿道への正常な神経支配が必要であるが，これらが障害されたときに意識的に抑制できない不随意な尿排出である尿失禁が生じる．

尿失禁はその性状から，真性尿失禁，反射性尿失禁，溢流性尿失禁，腹圧性尿失禁，切迫性尿失禁に分類される．

### 1）原　因

進行癌患者における尿失禁の主な原因としては，
・癌によるもの
・膀胱，尿道や骨盤内臓器周辺組織への癌の転移，浸潤
・膀胱腟瘻
・脊椎転移による脊髄圧迫，脊髄転移など
癌以外によるものとしては，
・薬剤性（抗コリン薬，オピオイド）
・放射線療法
・手術後

### 2）ケ　ア

・患者がすぐに排尿できる設備（尿器，ポータブルトイレ）を整える．
・患者の排尿パターンを理解し，実行できる定期的な排尿スケジュールを考慮する．
・夜間の失禁を避けるには水分制限が有効である．
・尿失禁は患者にとっては尊厳を損なうものであり，自らは語らない場合も多い．問診する場合も，細心の気配りが要求される．

## 16 不　眠

不眠は，睡眠が十分でないという主観的な感覚のことである．緩和ケアのみならず，入院，外来を問わず多くみられる症状の一つである．

癌患者は，入院時，約半数に精神神経疾患の合併がみられ，その約7割近くが癌に罹患したことによる適応障害とみられている．終末期癌患者では，せん妄をはじめとした脳器質性疾患が約7割を占めるため，不眠の頻度は高い．

### 1）不眠の原因

表4-9に示すように，癌患者の不眠は種々の原因により生じるが，大別すると，癌およびその治療により生じるもの，および精神神経疾患に伴うものに分けられる．

不眠のタイプにより大別すると，入眠困難，中途覚醒，熟眠困難，早朝覚醒に分類される．

### 2）治　療

夜間に十分な睡眠をとることは，身体症状を安定させるためにも大切なことであるため，原因を究明し，適切な処置を行うことが必要である．

癌治療に伴うものでは，その原因検索を行い，その原因に応じた処置を行う．疼痛に伴う不眠は頻度が高いので，疼痛がないかどうか詳細に検討することが必要である．

精神神経疾患に伴うものでは，適応障害レベルか，うつ病か，せん妄がないか鑑別することが重要である．うつ病の場合，不眠は多くの例にみられ，不眠に加えて抑うつ気分，意欲の低下，希死念慮の合併がある場合は，うつ病の可能性が高い．

薬物療法の注意点であるが，癌患者では体力，筋力の低下を伴うことが多く，代謝が低下していることも多い．転倒およびそれに伴う合併症（大腿骨頸部骨折など），hang over（翌日への持ち越し）に十分配慮して薬

**表4-9●癌患者における不眠の原因**

| | |
|---|---|
| 癌およびその治療に伴うもの | 悪心・嘔吐<br>頻尿，尿閉<br>疼痛<br>呼吸困難<br>皮膚瘙痒感 |
| 精神神経疾患に伴うもの | 適応障害<br>うつ病<br>外傷後ストレス障害<br>せん妄 |

物療法を選択するべきである．また，癌患者ではうつ病の合併が2割程度みられるが，うつ病による身体症状を癌の症状としてしまい，抗不安薬，睡眠薬の投与のみとなり，不眠をはじめとした症状が遷延することもある．不眠が遷延する場合には精神科の医師に相談して，専門的な診断および治療を受けることが望ましい．終末期の不眠では低活動性せん妄，うつ病の合併に注意する．

睡眠薬の選択については，体力，筋力の低下，代謝が低下していることを考慮に入れると，半減期が短く，筋弛緩作用の少ないゾピクロンなどの薬剤を選択することが望ましい．

抗うつ薬の選択については，近年わが国に導入されたSSRI（パロキセチン，フルボキサミン）は，抗コリン作用をはじめとした副作用が少なく，癌医療の現場では使用しやすい薬剤である．

### 3）不眠を訴える患者のケア

・正常な睡眠覚醒サイクルを回復させるために，日中の活動時間を多くする．
・夜間の病室ではなるべく騒音を出さないようにする．
・マッサージ，温浴なども有効である．
・不安の強い患者に対しては，不安について話し合うことも必要である．

## B 精神的苦痛の緩和

死に直面した人の精神的な痛みを緩和するのは簡単なことではない．特効薬があるわけでもない．一人ひとりの心情をくみ取り，精神状況を判断して，薬物療法その他の方法を効果的に用いながら，個々の状況に合わせて，ケアする者の人間的な資質で対応していくほかない．

WHOは進行がん患者の心理面のニーズを示している（表4-10）．この

表4-10●進行がん患者の心理的ニーズ（WHO）

| 心理面のニーズ | コメント |
|---|---|
| 安全なこと | 無事であると感じていること |
| 連帯感があること | 他の人から必要とされたい，負担になりたくないと感じていること |
| 愛があること | 愛の表現や人間らしいふれあいがあること |
| 理解されていること | 症状や病気の本態が説明され，死に向かう過程を話し合う機会があること |
| 受け入れられていること | 気分，社会性，容姿などに関係なく人に受け入れられていること |
| 自尊心を維持すること | ことに他人に頼らなければならなくなったときでも決定に参加できること．与え与えられる機会があること |
| 信頼感が維持されること | 家族やケア担当者と嘘のない意思の疎通があり，できる限りの良いケア提供が保証されていること |

出典／世界保健機関編，武田文和訳：がんの痛みからの解放とパリアティブケア，金原出版，1993，p.42.

ようなニーズが潜在的に存在していることを認識し，患者のニーズが表出され，できるだけ満たされるようにかかわっていくことが大切である．

## 1 不安・恐怖

不安とは，漠然として特定できない脅威に反応して心配や憂慮の感情を経験する状態である．いらいら感や落ち着きのなさ，動悸や発汗，震えなどの症状がみられる．一方，恐怖はその対象を特定できる恐れをいう．死に直面したとき人は，これから先どのような療養過程を過ごすのか，痛みや苦しみが待ち受けているのか，尊厳を失うこと，つまり自己の忍耐力や抑制力はいつまでもちこたえられるのか，一人で孤独に死んでいかなければならないのではないか，また死後どのようになるのかという見通しの立たない状況に，不安や恐怖が募る．

不安への対応としては，まずその人の訴えに耳を傾け，共感的な態度で接することである．孤立感や孤独感は不安を増強させ，その不安を受け入れ，立ち向かう力を失わせる．「そばにあること」――これは死に直面した人への対応の基本的な態度である．

ケアする者は「何もしてあげられない」と思いがちであり，しばしばこの言葉を口にする．ケアする者は，何か具体的な援助をという考えから，このような言葉を発するのだと思われるが，ただそばにいることは簡単なことではない．つまり，緩和ケアにおいては，何かをすること（doing）ではなく，そばにいること（being）の大切さを認識する必要がある．ある事例を紹介したい．

「がんの手術をした50歳代男性A氏は，経過が思わしくなく死の不安に囚われている様子であった．深く沈んだり，ある時は落ち着きがなくイライラしている様子がみられ，周囲の人を寄せ付けないような雰囲気をもっていた．ケアする誰もがA氏の気持ちがわかるのだがあまりに病状は厳しく，どう慰めてよいのか，なんと声を掛けたらよいのか戸惑い，結果としてA氏のそばに誰も留まることができないでいた．この患者への対応に悩んでいた実習中の看護学生が，血圧測定をした後思い切って，『少しそばに居てもいいですか』と声をかけた．A氏は『いいよ』という合図を送り椅子を勧めた．睡眠のことや具合を聞くうちに，しばらくの沈黙の後A氏は聞かれるともなくぽつりぽつりとこれまでの経過やその時々の気持ちを話し始めた．その話を聞くうちにその看護学生はA氏の心情が痛いほどわかり，涙が自然にほおを伝っていた．A氏も時々涙声になりながら話し終えた．そして少しの沈黙の後，『自分のために涙を流してくれてありがとう．とてもうれしかった』と礼をいわれた」．

A氏は状態の悪化とともにだれにもその気持ちを言えず，孤独に療養していたのであった．知識も技術も未熟な看護学生であったが，その患者の思いに寄り添うためにそばにいることができ，A氏の思いを共感する存在となれたのである．

不安や恐怖へのケアは，不安や恐怖の解消を図ることが目的ではない．患者の話や感情に耳を傾け，それをありのまま受け止め，不安や恐怖の感情に共感することで，患者自身がその不安や恐怖に立ち向かっていく力を取り戻すことに目的があるといえる．

また，患者の話に耳を傾けることによって患者の不安や恐怖の焦点が何かがわかる場合があり，内容によっては患者に適切な情報を提供することができる．情報の不足が不安・恐怖を増強する要因となっていることが多い．不安の焦点となっているもの，たとえば現在の病状，今後の見通し，家族のことなどについて，関係する人々で十分に話し合うことが大切になってくる．

さらに強度の不安に対しては，薬物を適切に使用することで患者の気持ちが楽になるので，医師に伝えて抗不安薬の使用を検討してもらう．また患者や家族にもその薬物についての情報を提供し，服薬の管理ができるようにする．薬物使用時には薬の効果を観察し，作用時間や薬物の副作用（眠気，ふらつき，せん妄など）を観察することも大切である．

## 2 怒　り

怒りは，受け入れられないある物事・状況に対する適切な反応であるともいえる．怒りの感情を表出できれば，気持ちが安定することにもつながる．怒りの感情を抑圧する傾向のある人は「敵意」を発達させるともいわれ，怒りを表現できない結果として心の軋轢が解決されないまま残り，その結果，抑うつを招くこともある．しかし，一般に怒りの直接の表現は不適切とみなされ，患者本人は怒りの感情を表現した後に自責の感情を引き起こすことがある．また怒りによって周囲の者との関係に溝が生じ，孤立することにもなりかねない．

怒りの感情は，身近な人や心を許しやすい人に向かって表出されることが多い．怒りの感情をぶつけられた人は，その怒りの感情におびえたり，腫れ物にさわるような対応をしたりしがちだが，怒りをなだめようと説得しようとするのは適切な対応ではない．

怒りの感情をもつ人に効果的に対応するためには，

・怒りの表出を認めることが必要である．
・その怒りの原因は何か（恐怖なのか，それとも当惑なのか，うまく対応できない状況へのコントロール喪失感なのかなど）を検討する．周囲の人のある態度や，ある事柄をきっかけに怒りの感情が表出されることがある．怒りの検討は表面的なものに終わらせず，客観的に状況を分析する必要がある．

・その怒りの表出は患者自身のストレスに対する通常の反応なのか，その怒りは患者の感情を安定させるために効果的に働いているのかを検討する．

・怒りが表出された後，落ち着いた雰囲気のなかで患者と話し合う機会をもつこと，さらに患者が自責の念にかられたり，孤立感を感じないように感情の表出の後もこだわりなく接していく態度が求められる．

・その怒りの感情に接したときのケアする側の感情と反応を確かめること．怒りの感情に接したとき，患者の怒りを客観的にとらえられずつらい気持ちになり，ケアする側が耐えられなくなることがある．自分自身の感情と患者の感情を区別する必要がある．

## 3 抑うつ

死に直面している状況を自分で認める心境になると，「どうしようもないんだ」という無力感に襲われ，気持ちが滅入ってくる．先の見通しが暗く未来に希望がもてないと感じ，憂うつになる．自分の気持ちを人に話す元気も起こらなくなり塞ぎ込む．抑うつ状態への対応は，患者が「もう頑張れない」，「もうだめだ」と思っていることが多いので，励ましたり，元気づけようとしてはならない．非現実的な励ましは，よりいっそう患者を傷つけることになる．無理に気持ちを変えさせようとしないことが大切である．気持ちを変えようとするのではなく，下記のような対応で患者の気持ちを支えることが大切となる．

・そばに静かに座っている．
・手を握る，マッサージをするなど患者に触れる．
・日常生活行動を助けるなどして安楽に過ごせるようにする．
・身体的な苦痛が強いときにはできるだけ緩和するように努める．

そのような対応のなかから，よい聞き手となるようにする．よい聞き手とは，

・落ち込む心情を「理解できる」こととして支えること
・自分自身を否定的に受け止めることは無理もないことを伝え，感情の表出を促進すること
・励ましたり批評的になったりせずに患者の話を促し，会話を持続させること
・ゆっくり時間があることを示すためにベッドサイドの椅子に座ること

などであろう．

いずれにせよ抑うつ体験は患者自身で乗り越えなければならない．その

ためには，自分でコントロールできないことがあることを患者が認識すること，そのなかで患者が選択したことを実現できるように，患者とともに可能な限り具体的な計画を立てて実行することが必要である．薬物を効果的に使用することも大切なので，医師に相談する．精神科医の診断や治療を積極的に取り入れ，抑うつ状態が悪化して苦痛が増強しないようにする．また，患者や家族と共に薬物を服用することについて話し合う．そして薬物の効果・副作用の程度を観察し，必要があれば副作用対策を行う．

## 4 せん妄

せん妄の診断には，診断基準や観察者評価尺度が用いられる．その症状としては，意識レベルの低下，見当識障害，睡眠・覚醒リズムの障害，記憶記銘力の障害，思考障害，認識の障害（錯覚，幻覚，誤認），活動性の亢進，不穏，興奮などがみられる．

死に直面した場合のせん妄について佐伯ら[1)]は，発症するのは亡くなる直前だからと解釈して，せん妄に対する治療に消極的になりやすいが，せん妄の発症要因には容易に是正できるものも多いと記している．可能な限り原因検索を行い，必要に応じて薬物療法をすべきであるとしている．適切な薬物療法とともに，発症要因には個室環境による感覚遮断や，環境や薬物による睡眠・覚醒リズムの障害，治療上の拘束など環境因があることに注意が必要である．

せん妄に対する対応としては，

- 患者を一人にせず，患者になじみのある人ができるだけ話しかけ，安心感を与える
- できるだけなじみのある環境作りをする
- 睡眠覚醒のリズムをできるだけ整えられるように，時間・月日・場所がわかるように工夫する
- 患者を拘束するようなものを減らしたり，取り除く
- 安全を保障しながら自由に動けるように工夫する
- 安全に対する自己防衛反応が低下しているので，ベッドからの転落，歩行時の転倒，点滴など様々なラインの抜去などの事故を予防する

などがある．

家族は死を前にして患者の人格が変わったようにとらえ，戸惑い悲しむことがある．その人らしく逝ってほしいと願っている家族にとってはショックであり，死後の悲嘆にも影響する．せん妄について家族が理解できるように説明し，家族とともに患者の尊厳が守れるように対応したいもので

1）佐伯俊成，他：精神症状と心のケア，ターミナルケア，11（suppl）：298-303，2001.

ある．

## 5 心の癒しのための様々な療法

近年，心の癒しのための様々な療法が試みられ，また，その効果が研究されている．個々の患者にとっての意味を考え，決して押し付けにならないようにしながら，効果的に取り入れることが肝要である．それぞれの利点や留意点も考慮すべきである．

①音楽療法：音楽による心理的効果をねらったもの．古来音楽は人間の生活や心象に重要な役割を果たしてきている．個々人には思い出深い曲やなじみの曲がある．その曲に触れることで回想したり，感情が揺さぶられたり，また感情の表出手段にもなる．ある時は音楽によって心が慰められ，勇気づけられたりもする．

②芸術療法：絵画をはじめとして，陶芸，音楽，舞踊，生花，書道，詩歌，造形など創作活動を取り入れた芸術療法がある．創作活動をとおして達成感や充実感を得ることができ，個人の価値と尊厳を取り戻すことができる．また，心のうちにある感情の表出効果もあり，残された日々を有意義に過ごしたり，前向きな心持ちになることが期待できる．

③アロマテラピー：アロマテラピーは様々な香草，香料，化学成分から香りを抽出し，その心地よい香りによって心の緊張をときほぐし，リラクセーション効果を期待するものである．マッサージや沐浴剤，飲み物として用いられ，死に直面して不安のなかにいる人の心と身体をリラックスさせ，癒す効果を期待して用いられる．

④ペットテラピー：動物介在療法で，動物と触れ合うことによって死に直面した人の日常性を保証する効果，また心理的・身体的なリラクセーション効果があるといわれている．ペットに受け入れられているという充実感，ペットとの深い絆によって心の安定がもたらされ，残された日々を充実して過ごすことができるといわれている．愛犬，愛猫，小鳥などの小動物，魚，イルカなどが知られている．

⑤回想法：回想法は支持的・受容的な聞き手のサポートを受けながら人生を回想することである．回想によって自分の人生を見直し，肯定的な面を強調するもので，人生に新たな意味を与え，満足感のなかで死を受け入れていく助けになるとみられている．

75歳のある患者は20歳頃からの写真をアルバムに整理することで自分の人生を回想し，「良いことも忘れたいこともあったこれが私の人生」と誇り高く，すがすがしくそのアルバムをケア担当者に見せた．そこには身体的な痛みや動けないつらさを淡々と受け止め，また温かい家族愛に守られながら死を受け入れていく姿があった．

## C 社会的苦痛の緩和

人間は社会的な存在である．様々な人との関係のなかで生き，社会的な役割を果たすことで自己の存在価値・意義を確かめて生きている．

病気や死は，そのような社会的なつながりに影響を及ぼす．特に死に直面するということは，社会的な存在からの離脱をも意味する．今まで果たしていた社会的な役割が遂行できなくなり，社会からの疎外感や自己の存在感の希薄さを実感する．遺される家族，親しい人々との別れがあり，一人で死んでいかなければならない孤独感がある．また病気による経済的な負担も大きく，一家の生計者であれば本人の死後の経済問題も心配の種になる．死後の遺産相続の問題も複雑にからみ，ともすると死を前にして親族間の人間関係に問題が生じることさえある．

### 1 信頼関係の確立と問題の認知

社会的な苦痛，特に経済的な問題や家族内の関係性の問題は各人の家庭の事情にかかわることが多く，患者や家族は他人に相談できず問題が表面化しにくいことも多い．しかしその苦痛は大きいものである．したがって，援助には，まずいかに患者や家族が問題を相談できる契機をつくるかが重要となる．24時間ベッドサイドにいる看護職は，日常のケアのなかでよい聞き手となり，そのような問題に気づく必要がある．

### 2 ソーシャルサポートの活用

メディカルソーシャルワーカーによる援助をはじめとするソーシャルサポートは，患者や家族にとって重要な社会的資源である．入院費用や医療費など療養に関する経済的な問題や，療養に関する環境整備などはメディカルソーシャルワーカーに相談して解決の糸口をつかむことができるし，在宅で残りの日々を過ごしたいと考えている患者や家族にも，メディカルソーシャルワーカーは限られた条件のなかでも最大限の利益になるように地域のネットワーク・資源を活用するための情報を提供してくれる．遺産相続の問題などは，弁護士など第三者機関の介入が必要になろう．社会的なサポートネットワークをうまく活用できるような援助が必要である．

また，死に直面して残りの人生のなかで，疎遠だった人との再会や，許しを乞いたい人への謝罪や，遺していく人への有形無形の贈物をしたいという願いをもつこともあろう．そのような願いが叶えられるように，家族や周囲の人，様々な医療職種の人々と協力することが求められる．

# D 霊的苦痛の緩和

## 1 霊的苦痛へのケアの特徴

### 1）霊的苦痛へのケアの特徴

人はだれしも「どこからきてどこへいくのか」，「なぜ生きるのか」という人間の根源にかかわる問いを抱えて生きる存在である．また，人間は，心のよりどころとしている世界観をもっている．ふだん人は意識していないが，特に死に直面するような危機的状況においては，このスピリチュアリティが意識化される．つまり人は，だれしも普遍的にスピリチュアルな存在であり，危機的状況において，生命の根源，存在の根源をなしているものへの信念・心のよりどころが揺らぎ，安定を求めて苦悩する．このような苦悩に対して，それでもなお死ぬまで生きていくことに意味と価値を見出し，また自分の人生に納得・満足し，安心して逝くことができるように援助することがケアの目標となる．

日本においては霊的（スピリチュアルな）という概念そのものが明確でないこと，人間がスピリチュアルな存在であることを意識していないこと，それが見えない苦悩であること，などから，この概念が西欧から紹介された頃は，従来の「宗教的な苦痛」と理解されることが多かった．また，同様の理由から日本にはそぐわないものとされていた．しかしWHO[2)]は，宗教的なものを包含しているが，同じ意味ではないとしており，宗教的なものと区別して用いている．

### 2）霊的苦痛へのケアはだれが行うのが適切なのか

キリスト教の教えに基づいたカウンセリングをとおして，神による癒しを祈り求めようとする「パストラルカウンセリング」* がある[3)]．キリスト教だけではなく特定の既成宗教を信仰している人にとっては，その宗教的なかかわりが霊的苦痛へのケアとして有意義に行われることになろう．しかし，霊的苦痛は必ずしも特定の既成宗教を信仰している人のみがもつ苦痛ではなく，宗教家によってのみケアされるものでもない．WHO[4)]は，無信仰の場合には誠実感や幸福感に寄与することで役割が果たせるとし，どの宗派に偏することなく，独断もない方針で臨み，患者自身の世界観を

パストラルカウンセリング：牧会カウンセリングともよばれる．牧会とはキリスト教（プロテスタント）において牧会者（牧師）が信徒に対して神との関係を前提にして行う配慮や援助のことを指す．パストラルカウンセリングとはキリスト教の教えに基づいて行われ，聖書，聖礼典，祈りなどの宗教的な要素が重要な役割を果たす．しかしキリスト教信者のみを対象にするものではない．心に病を得たり，傷ついたり，悩む魂が神または絶対者との間の関係を取り戻し，魂が救われることこそが目的である．

2）世界保健機関編，武田文和訳：がんの痛みからの解放とパリアティブケア，金原出版，1993，p.48，49.
3）河野友信，他編：臨床死生学事典，日本評論社，2000，p.205.
4）前掲書1）.

保持させることとしている．

高橋らの調査によると，日本におけるこの局面へのかかわりの現状は，医療スタッフ98%，家族88%，宗教家の関与51%，本８%であったという報告がある[5)]．かかわりを受けた結果は，真の愛を感じた，人間関係の和解，価値の転換，希望を見出した，生きる意味を見出した，苦難の意味，死後の命の確信，神との和解などであり，その契機は家族の支え44%，医療スタッフのかかわり38%，病状の自覚24%，宗教家のかかわり19%，信仰２%などであったと報告している．

むしろ患者にかかわる人々が，いつでも，どこでも患者が望むときに援助の手を差しのべるのが望ましい．看護職は24時間患者のそばにいて時間的にも空間的にも密着している．患者のニーズをキャッチし，その患者のニーズに対応していくのはだれが適切なのか調整する役割がある．この局面のケアは，家族も含めて多職種が協働してはじめて可能になると思われる．

## 2 死に直面した人の霊的苦痛へのケア

霊的苦痛に対して，それでもなお死ぬまで生きていくことに意味と価値を見出し，また自分の人生に納得・満足し，安心して逝くことができるように援助することがケアの目標となると先に述べたが，援助の方法は簡単ではない．ケアを与えるというようなものでもないし，この局面のケアが看護として確立されているわけでもない．患者，家族，看護師，担当医師，精神科医，メディカルソーシャルワーカー，薬剤師，栄養士，宗教家，心理療法士，芸術療法士ほか様々な専門家がチームを組んでケアしていくことになる．ここではケアの基本的な姿勢について考えてみたい．

### 1）霊的苦痛の認知

まず霊的苦痛へのケアは，聞くこと，観察すること，霊的な苦痛があることを明らかにすること，死に直面した人の霊的な関心の重要性を肯定することから始まる．患者とのかかわりのなかから，患者の苦痛には，身体的・精神的苦痛への対応だけでは解決できない苦痛があることを察知する．そして，その苦痛の存在を認め，無視したり放置したりしないことが重要となる．

患者は周囲のだれにでもこのような苦痛を表出するわけではない．臨床の現場で，ある看護師が「霊的な苦悩をもっているのではないか」と気づいて患者に確認したり，チームのなかで確認するところからケアは始まる

5）高橋恵，他：ホスピスにおけるスピリチュアルペインとケアの実態，死の臨床，19（1）：53，1996.

だろう．

北米看護診断協会[6)]の看護診断では，「霊的苦悩」，「霊的苦悩のリスク状態」，「霊的安寧促進への準備状態」があげられている．北米の文化的な背景を前提にした診断分類であり，日本の文化的背景に特有な概念規定・診断分類の検討が求められる．

### 2）身体的苦痛を緩和する

これまで述べてきたように，死に直面している人は身体的・精神的・社会的・霊的に苦痛をもち，それらは互いに影響し合って全人的に痛みを生じさせている．特に身体的な苦痛は直接的に，霊的苦痛に影響する．

たとえば，コントロールできない疼痛や，全身倦怠感，呼吸困難感などは死そのものを連想させ，その苦痛を体験しなければならない運命を呪い，体験の意味を模索することになりやすい．また，動けなくなり日常生活のすべてをだれかに依存して生きなければならない現実を受け入れがたく，他人に迷惑をかけてまで生きたくないと苦悩することになる．

そこで身体的な安楽を保証し，日常生活において快の感覚を得られるような援助をすることは最重要課題となる．疼痛をコントロールし，苦痛の症状をコントロールすべく努力しなければならない．また日常生活行動への援助としては，その人がこれまで行ってきた習慣に極力近づいた方法で，タイミングよく援助することが求められる．身体的な苦痛を緩和することによって霊的な苦痛を緩和する方法は，医師や看護師の責任である．

### 3）そばにいて傾聴する

シシリー・ソンダースは，「患者をケアする人たちは患者の苦悩の意味を説明しようと試みないことが大切である．答えにくい質問を抱えた患者と家族のそばに何も答えられないまま留まっている人々はそばにいることによって患者と家族が求めている霊的な救いを提供している自分自身に気づくことになろう」[7)]と記し，ケアのあり方を「そばにいること」としている．

WHOは霊的な面への援助と支援について，「患者は霊的な面での体験を尊重され，これについての話に耳を傾けて聞いてもらえると期待する権利を持っている．このような体験について話したり話の意味が理解され，その感想を聞けたりすることが多くの場合心の癒しになる．患者と担当者が尊敬し，信頼しあう関係になれば話を分かち合え，生きていることの意味や苦悩の目的，さらには宗教儀式への参加についてさえ話を交わせる場

---

6）NANDAインターナショナル著，中木高夫訳：NANDA看護診断；定義と分類2005-2006，医学書院，2005，p.196，207-209

7）Saunders, C., Baines, M., 武田文和訳：死に向かって生きる，医学書院，1999，p.60.

が生まれる．霊的な面まで包含したケアにおける人間関係は心の癒しを促す力がある」[8]と記している．

アルフォンス・デーケンも「死にゆく人の苦しみに対しては患者の真剣な問いかけに出会ったときは会話を避けたり，話題をそらしたりすべきでなく，患者と共に歩み，共に悩むケアである」[9]と記している．

まずは死を必然ととらえ，だれもが死にゆく存在であることを前提に，お互いを尊敬し合い信頼しあえる関係づくりをすることが求められる．そして死に直面した人の傍らにいて，時間・空間を共にすることが求められる．死に直面した人が，人生を振り返り，その人生に意味を見出し，死後への希望をつなぐことができるのは，死にゆく者と遺される者の協働作業によるものである．

遺される者は，どのような態度でかかわればよいのか．何を話しても動揺しない，自分の気持ちをあるがままに受け入れてくれる人としての存在ということになる．患者にとって自分を受け入れてもらえる人の存在が人生最後の人に対する仕事なのである．

### 4）患者自身の力を支える

霊的苦痛を緩和するといっても，この苦痛を乗り越えるのは患者自身しかできない．ケアする側は，患者がもつ力をサポートすることしかできないのである．身体的・精神的・社会的な苦痛を取り除くこと，孤立感・孤独感を癒すことで患者自身の力が発揮できるように願う．また，患者がもつ希望・願いを支える．それが実現不可能な希望や願いであっても，将来の夢であってもその思いを支えることで，患者は「いまを生きる」ことができるだろう．

患者が自分自身を許し，今の自分を受け入れられるように，患者自身が自分なりの答えを見出していけるような聞き手となるようにかかわることが求められる．

### 5）患者と家族の架け橋になる

死に直面して患者と家族がより関係が深まる場合と，お互いに思いを伝えられないでいる場合など，家族と患者の関係のありようは様々である．

特に家族に対して迷惑がかかるという患者の気持ちに対しては，看護師が家族の思いを代弁することもある．患者がそこにあるということが家族にとってどんなに意味があるかを代弁する．また家族とともにその思いを話し合うこともできる．

---

8）前掲書2），p.48.
9）河野友信，他編：生と死の医療，朝倉書店，1985，p.190.

#### 6）超越的な存在を認め，死後の世界に希望を託す

生きる意味や苦痛体験の意味を模索したり，死後の世界への疑問に対する答えを特定の宗教に求め，魂の救済を求める人もいる．患者が信仰している特定の宗教があればそれを尊重し，宗教家とのかかわりを大切にする．また特定の宗教儀礼・行為の希望があれば実行できるように環境を整えることも大切となる．特定の宗教を信仰していなくても宗教的な教えに触れたいとする欲求があれば，できるようにする．

また,特定の宗教を信仰していない場合でも,死に直面して自然や宇宙,運命，神など超越的な存在を感じ，さらには死後へと希望をつなげ，死にゆくことを受け入れようとする人もいる．そのような会話をする人も多い．無理に会話を避けることなく，各人の思いを尊重し，受け入れる態度が求められよう．

# 4 死の看取りと医療者

## A 死の看取り

### 1 死の看取りとは何か

死の看取りとは，人が死を迎える最期のときのケアである．最期のときとは，ここでは死の数日前から死までのときとする．

### 2 死の看取りの目標と援助

人生の幕引きのそのときをいかに尊厳あるものとするか．

最期のときを迎えるのがどのような場所であれ，「患者」としてではなく，一人の人間としての歴史を背負った存在として，またかけがえのない存在として「その人」が尊重されなければならない．

「最期までその人らしくあること」，これがその人の尊厳を守ることである．

その人らしくあるようにするための看取りの目標を表 4 -11に示した．

#### 1）できるかぎり身体的に苦痛が少ない状態であること

疾病からくる症状のみならず,全身状態の悪化により,疼痛,呼吸困難,全身倦怠感など様々な苦痛が現れる．また，死を前にして，身体に多様な変化が起こる．その変化の起こり方も，程度も一人ひとり異なるものの，

表4-11●看取りの目標

| |
|---|
| 1．できるかぎり身体的に苦痛が少ない状態であること |
| 2．孤独感や死への恐怖心をできるだけ少なくすること |
| 3．患者が望むケア方法や望む場所で死を迎えられること |
| 4．家族にとって思い残すことのないケアができるように環境を整えること |
| 5．患者と家族がお互いに別れのときがもてること |

一般的には，意識レベルが下がって眠っている時間が多くなる，食事も水分さえも摂れなくなり，呼吸や循環機能も次第に低下するといったことがみられるようになる．それは死を迎える生体の準備でもある（表4-12）．

家族にとっては，その変化をみることによってつらくなることもしばしばである．できる限り安楽にすることは，遺される家族にとっても慰めとなる．

また，突然の病状の変化により，大量の出血や痙攣が起こることもあり，静かに息を引き取るという状況にならないことさえある．最期のときの苦痛の状態は，死別後の家族の悲嘆の程度を左右することにもなるので，できるだけ患者がきれいな状態になっているようにケアし，家族への配慮も十分にする．また起こりうる変化を予測し，それらについて家族にもあらかじめ説明しておくことが大切である．

身体的苦痛の内容については，第2章の③「死に直面した人が抱える悩み」を，援助については，本章③-A「身体的苦痛の緩和」を参照のこと．

表4-12●死が差し迫った時期の身体の変化

| | |
|---|---|
| 呼吸 | 呼吸困難感を訴える場合もある．呼吸機能の低下とともに努力様呼吸・口呼吸・下顎呼吸，チェーン-ストークス呼吸，呼吸停止へと変化する． |
| 喘鳴 | 喉頭部や上気道にたまる分泌物を排出できなくなり，呼吸のたびにゴロゴロという音がする． |
| 循環 | 全身への酸素供給力が低下し，認知レベルや意識レベルの低下が起こりやすくなる．四肢冷感・チアノーゼがみられる．心臓のペーシングは次第に不整・低下し最終的に停止する． |
| 睡眠 | 眠っていることが多くなる．次第に意識レベルが低下し傾眠傾向から昏睡へと移行していく． |
| 食事 | ほとんど摂取できなくなり，少量の水分のみとなる．口唇や口腔内が乾燥してくる．意識レベルの低下とともに水分摂取もできなくなる． |
| 排泄 | 膀胱や肛門の括約筋はゆるみ，失禁しやすくなる．最終的には腎機能が低下し，乏尿から無尿となる． |
| 体動 | せん妄状態で落ち着きがなく絶えず動いていることがあるが，次第に動けなくなる．時に痙攣様の不随意の体動が起こることがある． |
| 幻視，幻聴 | せん妄状態となり，時に幻視や幻聴がみられることがある． |
| 目 | 最終的には脳の機能停止を示す瞳孔反射・対光反射が消失する． |

＊死が差し迫った時期とは死の数日前から死までとする．すべて個人差が大きく一様ではない．

### 2）孤独感や死への恐怖心をできるだけ少なくすること

死は，人の一生のうちで最も孤独な経験といえる．最期のときを孤独に，また恐怖のなかで過ごさないですむようにする．住み慣れた自宅で，日常生活のざわめきや家族の話し声を聞きながら最期のときを迎え，だれかがそばにいることが慰めになる．医療機関や施設で死を迎えるときには，特に一人にしないように配慮する．家族・医療者自身が患者の死を受け入れられないとき，人の死に対峙できないとき，患者のそばにいることができないことがあるが，一人でなく複数の人とでも，そばにいることが大切である．何もしなくてもいいのである．

最期のときを過ごしている人とのコミュニケーションは，必ずしも言葉によるものだけとは限らない．身体に触れ，あるいはマッサージをすることで，互いのぬくもり，存在を感じることができる．

また意識レベルが低下し，話しかけに対して反応できない場合でも聴覚は最後まで残っているといわれる．反応がなくてもだれかが話しかける意義は大きい．

### 3）患者が望むケア方法や望む場所で死を迎えられること

日頃から常にその人が望むケアの方法について本人と話し合いながら行うことが大切である．また家族からも本人の好みや習慣をよく聞き，できるだけその人の日常性を最後まで維持できるように配慮する．そして，意思表示ができるかぎり，死の間際まで本人の意思を尊重する態度でかかわることも不可欠である．

本人にとっては，自分が望む場所で死を迎えられることが最善であり，その希望やその可能性についても考える．必ずしも希望に沿えないこともあるが，その場合にも，できるかぎり望むような人的・物的環境をつくり出すように配慮する．

患者が自分の死後のことについて何らかの願いをもち，そのことを伝えたい思いを抱いていても，周囲の者がそれを受け止められないこともある．その願いを受け止めることができるように家族を支える．

### 4）家族にとって思い残すことのないケアができるように環境を整えること

家族にとって，愛する者の死が間近であることを知ることはつらいことである．

患者の病状や予後についての説明を行うときには十分なフォローが必要である．

家族の心情を察し，感情の表出ができるようにかかわる．また患者へのケアをしたいという希望があれば，それができる環境を整える．ただし，家族の疲労が明らかである場合には，休息がとれるように配慮しつつ，十分にケアできたという達成感がもてるようにかかわる．

#### 5）患者と家族がお互いに別れのときがもてること

患者と家族が十分に別れのときがもてるように環境を整えること．家族が患者の死を受け入れられない場合もあり，また本人の別れの言葉を受け止められないことも多い．必要に応じて医療者も共にいて，別れのときを過ごすことも大切である．言葉はなくとも，最期のときを共に過ごせるように配慮する．

最期の別れ方は様々である．特に急変した場合には医療者が本人を取り囲み，家族が蚊帳の外に置かれることになりやすい．急変時の処置について，事前に本人や家族と話し合っておくことが大切である．

## B 死後のケア

### 1 死後のケアとは

湯灌：納棺する前に死体を清めること．湯洗い．（広辞苑）

死後のケアとは，亡くなった人の身体を湯灌（ゆかん）*し，装束を整え，生前のその人らしい状態にすること．家族によってケアへの希望やしきたりがあれば，尊重する．家族が希望すればともに行う．死後１時間以内の死後硬直が起こる前に行う．

### 2 日本人の遺体観と医療者の態度

遺体とは，死後に遺された身体のことで，死体とは区別して使われる．遺体は，死者のアイデンティティが特定されていて，生前におけるその人の行為や個性やその人をめぐる人間関係が明らかにされうる場合に使われる．医療の現場では「ご遺体」というのが一般的である．死者に対してだけではなく遺族に対する尊敬の意を示すものとして用いられている[10]．

遺体に対する人々の受け止め方は，国，文化，民族によって様々である．日本人の場合，どのような状態の遺体であっても，それが自分の家族の身体であるということを確認することが大切であり，そのうえで遺体や遺骨を火葬にし，埋葬することにこだわりをもつ．これは過去の戦争や数々の事故による遺体や遺骨の引き取りの例にみるように，時代を超えた日本人の遺体に対する観念である．

10）波平恵美子：病と死の文化；現代医療の人類学〈朝日選書414〉，朝日新聞社，1990，p.12.

遺体がどのように遇されるのかは，日本人にとってきわめて重要なことである．丁寧に扱われないと遺された家族は深く傷つき，怒りの感情さえ現す．また丁寧に扱われることによって，亡くなった人が尊重されていると感じて慰められる．

医療者の一つひとつの態度，行動が，遺される家族の悲嘆の程度にも大きく影響することを知って，亡くなった人の尊厳を尊重する態度で臨まなければならない．医療機関や施設の霊安室でのお別れ，退院時の見送りなど最後まで礼を尽くす．

### 3 家族に対する配慮

突然の死の場合は特にそうであるが，予期されていた死の場合であっても，愛する者の死は家族にとってつらく悲しいものであり，家族は傷つき，混乱状態にもなる．また亡くなったことが現実として受け止められずに，感情が鈍麻することもある．いずれにしても愛する者と心ゆくまで別れができるように時間を確保する配慮が大切であるし，周囲の者の温かい態度での対応が必要なときである．

しかし，特に医療機関などでは亡くなってから退院するまでの時間が慌しく，短時間のうちにいろいろなことを処理しなければならないことも現実である．最期のときが近づいたとき，家族が愛する者との別れをどのように感じているかを知りつつ，あらかじめ旅立ちの衣服や葬儀のこと，また死亡後から，葬儀までの手続きなど心の準備ができるように，家族にも話しておけるような関係作りが日頃から求められる．

# 5 グリーフケアの方法

## A 患者の死に至るまでの家族のケア

末期医療に参加する看護師には，患者だけでなく家族のよき状態（well-being）を目指した情緒的支援も必要であるといわれている．なぜなら，家族の心身の状態が悪化すると，患者も同じかそれ以上に精神状態が悪化するからである．逆に，家族が十分な支援を受け，精神的に安定すると，患者のほうも落ち着く．このように，患者と家族は精神的に相互に共鳴し合っている．家族は，患者の病状が悪化すると，抑うつ，怒り，緊張，不安，罪責感，不眠，過度の気分の高揚と落着きのなさ，その他の様々な精神症状を訴えるようになる．また，社会活動は極度に制限される．

家族が医師や看護師，ケースワーカーなど医療関係者に要望する事柄としては，疼痛や呼吸困難などの症状のコントロール，患者・家族間のコミュニケーション障害の調整などである．

医療者が患者の要求に応えてゆくためには，まず家族に関する情報を把握し，患者と家族との間の精神力動や各人の役割，および役割間葛藤の有無，病歴のある者の有無，キーパーソン（鍵となる人間）の存在の有無などを知り，家族構成員の患者に対するかかわり方をめぐる調整などを行うことが必要になってくる（第４章①-Ｂ-２，②-Ｃ-２参照）．

また，医療者は家族に対して，患者の病状，診断，経過，予後，治療方法，治療内容，副作用，生活やケアの仕方などについて，わかりやすい言葉で丁寧に説明しなければならない．特に末期患者の場合は，予想以上に死が早く訪れることがあるので，その点をはっきり伝えておくことが大切である．特に，突然起こる吐血，下血，呼吸困難，食欲不振，激しい疼痛などに対する情報を与えるとともに，緊急時における対応の仕方についても教えておく．

医療者が家族に対して行うべきもう一つの重要な事柄は，癌など予後のよくない難治性，致死性疾患の病名告知，あるいは予後告知に関する患者と家族のコミュニケーションギャップにどう対処するかという問題である．家族を援助する医療者は，家族に対して，患者に病名や予後についてどう言えばよいか，共に苦しみを分かち合い，患者の個性や死生観に応じた言葉を見つけ出すよう協力すべきである．この場合，患者を孤立させないように配慮するとともに，どのようなことを患者は望んでいるのかということを見抜く知恵を，医療者は家族に与えなければならない（第３章①参照）．

また，医療者は，末期ケアにおいては家族に対して，介護の場なり役割を与えることが大切である．彼らが患者を介護する機会が十分与えられないと，死別後も罪責感や後悔の念をもつからである．家族が看護師に代わって，患者の身体の清拭，衣服の着脱，食事の介助，排泄の世話などを十分行うことができれば，患者との非言語的コミュニケーションにもなるわけであるから，医療者は，病気を増悪させることがなければ，積極的に家族にこのようなことをやってもらったほうがよい．

また医療者は，介護疲れで苦しんでいる家族のために，生活環境を整えるよう配慮すべきである．たとえば，病院内に仮眠室や宿泊施設を設けたり，休息日をつくって外泊を勧めたり，スタッフがすすんで家族の悩みを聞くとよい．

なお，医療者は，安楽死や尊厳死，自殺幇助や自殺の是否などの生命倫理上の問題について判断を求められる場面が患者の家族に到来することもありうることも想定し，適切な答を出せるように普段から学びを深めておく必要がある．

最後に医療者は，家族に対して，地域の様々な社会資源を利用できるように紹介できるだけの知識を蓄えておくべきである．

## B 患者の危篤時・死亡時における家族へのケア

患者の危篤時は，死の不安や恐怖に脅やかされ，強い孤独感をもつものである．それゆえ，医療者は，患者を孤立させないように，また患者と家族が別れの時間を十分もてるように，家族が患者のベッドサイドに居られるように配慮する必要がある．孤立による不安，恐怖，不眠は疼痛を増幅させることを忘れてはならない．身内の人や親しい人との別れをする大切な時に，医療者は，蘇生術を施すためとはいえ家族を病室から追い出し，死後，病室に入れるというようなことがないように慎重な対応が要請される．

危篤時における死前喘鳴（death rattle）は，喀出力の減弱した患者にみられる．死前喘鳴は，気道狭窄や閉塞によって生ずるものであるが，この死前喘鳴を聞く頃には，意識はすでに消失していることが多いので，家族に対しては，患者本人はもう苦痛はないということを説明しておく必要がある（本章⑥-A参照）．

死期の迫った患者に対して，気管切開や人工呼吸器の装着が行われることは一般的ではないが，蘇生術の可否の問題をも含めて，前もって家族および患者とよく話し合っておくべきである．

危篤時および死亡時には，患者や家族が信じている宗教儀礼（たとえば，キリスト教における終油の秘跡，病床洗礼，死者に代って生者が受ける洗礼）などについて，医療者は理解を示すべきである．

なお，家族が患者と死別する前後は，それがきわめて厳粛な時であるがゆえに，プライバシーは守られるべきであり，なるべく個室が望ましいが，もし大部屋であれば，カーテンで仕切り，家族が声をあげて泣ける空間を設けるべきである．このような静かでプライバシーが保てる場所を確保することは，患者のため家族が短い祈りを捧げたり，悲しみを分かち合うために必要である．

患者の死は医療者にとっては日常茶番事であっても，家族にとっては1回限りの出来事である．それゆえ，看護師の遺体に対する扱い方が事務的であったり機械的であってはいけない．モニターほか心電図なども，亡くなってしばらくたってから取り去るべきである．患者が息を引き取るのを待っていましたとばかり，テキパキと死後の処置をするのは，家族の反感を買うばかりである．

# C 患者を亡くした家族へのケア

## 1 遺族に対する悲嘆援助に対する考え方

看護師の役割のなかに，患者に対するケアだけでなく，家族に対する援助も重要であることが，最近指摘されるようになった．その流れのなかで，緩和ケア病床やホスピスに勤務する看護師や在宅看護を行う看護師や保健師のなかから，患者死別後の家族に対する悲嘆援助の必要性を訴える声が現れ始めた．そこで，ここでは，まず家族に対する悲嘆援助に対する考え方について述べることにする．

患者との死別後の家族に対する悲嘆援助を行うためには，大別すると悲嘆のプロセスと，遺族に対する対応の仕方を理解していなければならない．

### 1）遺族の悲嘆のプロセスとは

家族の悲嘆援助を行う場合，まずはじめに身内の死を体験した家族が，どのような悲嘆のプロセスをたどるかということを知っておく必要がある．

ここで，遺族のたどる悲嘆のプロセスを表4-13に示した．この表は，死別後，遺族が1から4まで，順次悲嘆のプロセスが進行していく状態を示したものである．もちろん，この表のように順調に4の段階に進むとは限らず，途中の段階で止まってしまうものもあれば，ある段階に到達しても，前の段階に逆戻りすることもある．また，途中の段階を跳び越えて，最終の段階に至ることもありうることを知っておかなければならない．

第1の段階では，死者と生者が意識の中で一体化する．現実感覚や行動は麻痺し，自分があたかも，この世の人ではないかのごとく感じるとともに，ぼーっとして足が地に着かない感じになる．思考も混乱し，集中力も低下し，日常的な仕事も手につかなくなる．

第2の段階では，怒りや悲しみ，不安，焦燥感が前面に出る．行動面では，過剰に明るく振る舞ったり，多忙を装ったりして，自ら悲しみを躁的に防衛しようとする．行動面では，故人の思い出（追憶・記憶など）に囚われ探索する．この時期は，まだ死者が現実に死んだのだということを認めることができない．情動と思考が分離し，解離，昏迷，健忘などの症状が現れることがある．

第3の段階では，死者がもうこの世にいなくなったのだということを認めざるをえず，心の中が空ろになる時期である．感情的には抑うつ，孤立感，無気力，絶望感が支配し，希死念慮を訴えることもある．思考面では，

表 4-13●家族の悲嘆のプロセス

| 段階 | 存在の形態 | 心理機制 | 状態 | 感　情 | 思　考 | 行　動 | 病態・疾患 |
|---|---|---|---|---|---|---|---|
| 1 | 存在の仮死化 | 退行 | 静止（死） | 情動や現実感覚の麻痺，変様感，離人感，涙が出ない，感情がわかない．ぼーっとした感じ．足が地に着かない感じ | 何も考えられない，混乱状態．集中できない，当惑 | 日常生活において，しなければならない簡単なことができない | パニック（不安）発作，過呼吸症候群，驚愕反応 |
| 2 | 存在の葛藤 | 防衛 | 動（生） | 怒り，悲しみ，罪責感，責任転嫁，大声を出して泣いたり涙を流す | 故人の思い出（追憶と思慕）にとらわれる，故人の死を認められない，両価的（幻想空想と現実）思考を統合できず悩む | なくなった人を探索しようとする．自分の弱さを見せないように明るく忙しく行動する | 躁うつ病（焦燥型），情動と観念の分離．選択的健忘，解離状態 |
| 3 | 存在の空洞化 | 退行 | 静止（死） | 絶望感，無関心（アパシー），深い抑うつ，寂寥感，空虚感，あきらめ，無表情，希死念慮 | 周囲のあらゆるものへの関心を失う，思考抑制，卑小感，自尊心の低下 | 適応能力の欠如，引きこもり，人とほとんどかかわりをもたない | 反応性うつ病 |
| 4 | 存在の充実 | 健康な防衛 | 動（生） | エネルギーが出て元気になる | 新たな決意と希望がもてる．日常生活への関心や交わりをもとうとする意欲が出てくる．故人の死の現実を認められるようになる | 人格的成長，新しい自己同一性の獲得，新しいライフスタイルにもとづく行動ができる | 健康状態に回復する |

出典／平山正実：患者死別後の家族に対する悲嘆援助，月刊ナーシング，22(11)：51，2002.

自尊心が低下し，死者のところへ早く行きたいなどと言い，死者との融合感が再び強くなる．死者への一体感，融合感は第1段階でも現れるが，短期間で終結するのに対して，第3段階のそれは長期化・慢性化することも少なくなく，このような場合は，専門家による治療的介入が必要である．

第4段階では，遺族は死者との死別という事実に一定の距離をおくことができるようになる．この段階に至って初めて死者と生者とは新しく再統合され，新たな自己実現が可能になる．具体的には，遺族が故人の肯定的側面を発掘し，信頼関係を再構築し，死者が残された人の心のなかで，今ここで生き生きと生きており，生者を励まし，勇気づけてくれるものとして位置づけられる．このとき，遺族は新しい自我同一性を獲得できるようになり，この世で人の役に立つ仕事をすることが死者の心に寄り添うことであると思えるようになる．

### 2）患者死別後の遺族に対する対応の仕方

患者死別後の遺族に対する対応の仕方については，表4-14に示した．表4-14の段階は，表4-13の各段階に対応している．

表 4-14●各段階における看護師の家族に対するグリーフケアのアプローチ法

| 段階 | グリーフケアの仕方，対処法 |
|---|---|
| 1 | ・保護的にかかわる．安心感をもたせる<br>・長い間看病してきたことに対するねぎらいの言葉をかける<br>・温かで誠実な態度で家族に寄り添う<br>・非言語的コミュニケーション（スキンシップなど）が効果的 |
| 2 | ・悲嘆や怒りや罪責感を表出させる<br>・傾聴の姿勢，共感的，支持的，受容的態度で接する<br>・悲しいことは当然と述べ，悲嘆の事実を保証する<br>・故人に対する思慕，追憶，探索行動に対しては，死者の日記，手紙，写真，好きだった音楽，旅行のことなどについて語り合い，死の事実を認めるよう援助する |
| 3 | ・孤立したり，抑うつになることは心のエネルギーを充電するために必要な時間であることを強調．待つことが大事である<br>・「何か役に立てることがあったら言ってほしい」と述べるにとどめ，無理に介入しない<br>・病的悲嘆が続くときは，専門家（精神科医や臨床心理士）を紹介する |
| 4 | ・自分の力で生きていけるように援助する<br>・故人と死別後，その体験を活かして，今後なすべき使命について語り合う<br>・生活のメリハリ，家族の絆を強めるための方策，仕事への復帰の仕方について，相談にのり，援助する<br>・自助グループの紹介，病院遺族会のお知らせ，地域のなかでの継続的ネットワークづくりに尽力する |

出典／平山正実：患者死別後の家族に対する悲嘆援助，月刊ナーシング，22(11)：51，2002.

第1の段階では，保護的に接する．静かで，ゆとりと平安，安心感と安全感を確保できる環境を用意することが大切である．

第2の段階では，傾聴の姿勢，共感的態度，支援的・保証的・受容的態度で接する．故人の探索行動を支持し，その考え方，行動を保証する．

第3の段階では，遺族は，抑うつ，意欲の低下，引きこもりといった症状が前面に出て，「誰にも会いたくない」といった気持ちになる．この時期において医療者は，無理に相手の心のなかに入っていくことは避けるべきである．希死念慮が強くなった場合は，精神科医や臨床心理士にコンサルテーションを依頼する．

第4の段階において，医療者は，遺族が自分の力で生きてゆけるように働きかける．その際，生者が故人を現実生活のなかで，肯定的に位置づけられるように導くことが大切である．この点を踏まえたうえで，残された家族が，故人の意志を家族や仕事にどう反映させていくかということを，遺族と医療者が語るなかで癒しが行われていくものと考えられる．その際，故人においても生者においても，否定的な側面はすべてなくなるわけではない．ただ，その否定的側面を重荷としてになないつつも，肯定的側面をクローズアップさせ，両者を統合していくところに，真の意味での新しい自己の確立，人格の成長があり，それこそ本当の意味での癒しが起きるものと考えられる．

第4段階では，自助グループや遺族会の紹介，他の社会資源の使い方を教えること，遺族を守るための地域ネットワークの構築などの試みが有効であることがある．

## 2 親を亡くした子どもへのケア

「1　遺族に対する悲嘆援助に対する考え方」では，患者死別後の家族に対する悲嘆援助に関するいわば総説と展望を示した．ここからは，各論を展開していきたい．

### 1）親の死に対する子どもの見捨てられ体験

乳幼児期あるいは児童期に親を亡くした子どもは，そのすべてではないにせよ，生物学的・心理的に脆弱性を有している場合，死別による見捨てられ感に伴う悲嘆は，自己否定感へと発展し，青少年期以降，多くの発達課題を残すことがあるといわれている．

つまり，長期間にわたって見捨られ体験に伴う悲嘆が抑圧，防衛された場合，青少年期に至り，様々な危機的・葛藤状況に直面したときに，退行したり，攻撃性や衝動性をコントロールできなくなり，様々な病的体験や行動が現れることがある．つまり，子どもが，身内の人と死別した場合，その見捨られ感情が，心的外傷（トラウマ）として抑圧され，心の中に沈澱し自己否定感を培い，後になって，精神医学的に問題となる行動を引き起こすことがある．

具体的には，家庭内暴力，非行(万引，窃盗，傷害，援助交際，売春)，覚醒剤，アルコール依存，ギャンブル依存，異性依存，リストカット，摂食障害，自殺などの社会病理学的・精神医学的問題行動が現れることが報告されている．

このような，幼少時における見捨てられ感と異常行動との関係については，英米系の精神分析学の精神医学者が研究を進め，境界型人格障害としてアメリカ精神医学界のDSM－Ⅳの疾病分類の中で取り上げている．

### 2）子どもはいつから死を理解するか

一般的には5歳ぐらいまでは，死という言葉は使うものの，生と死の区別ははっきりしておらず，死を一時的なものと理解し死は取り返しのつかいない不可逆な現象であるとは思われない．しかも，彼らは死者も命があると思っており，死を擬人化して考えようになる．また死は，悪い行いによって生じると考える．

10歳になると，死は普遍的なもので避けられないという認識がもてるようになる．しかし，自分が死ぬということは，まだ十分認識できない．

10歳以上になると，死の不可逆性と普遍性についてわかるようになり，死についての理解が成人と同じようになる．つまり，死は誰にでも訪れ，自分もいずれは死ぬのだということ，死んだ人はもうこの世に帰ってこないのだということがわかるようになるといわれている．

### 3）親の死に直面した子どもにどう接するか

親が死んだという事実を子どもに伝える場合，前節でも述べたように，死に関する年齢別の理解度を考慮に入れなければならない．10歳以上の子どもに対しては，死についての理解はだいたい成人と同じになるので，大人と同じような説明の仕方でよい．10歳未満の子どもに対して親の死について伝えるためには，ペットや植物の死を例にあげて説明したり，絵本や童話などを用いて説明するとよい．

親が死んだとき，身近な人はどのように接すべきであろうか．まず第1に，残された家族は，できるだけ子どものそばにいる必要がある．また，子どもは，たとえ親の死を知らされなくても，周囲の人々が落着かない態度を示すと，その雰囲気から異常な出来事が起きたことを察知するものである．つまり，子どもたちは親が気づいている以上に，親の悲しみや怒りなどの感情を読み取り対応しようとする．親や周囲の人々に自分の悲しみを受け止める力がないと判断すると，自分の感情を隠し抑圧してしまい，それが後に病的悲嘆として現れることになる．

子どもは，親の死ということを知らされても，意外に現実適応能力があるものである．それゆえ，周囲の者は，子どもに対して真摯な態度で接し，親が死んだという事実を毅然として伝えることが望ましい．また，親が長い間，病床に就いているような場合にその親から引き離してしまうことは，子どもの心を傷つけ，大人になったときに死を受け入れられないことがあるので，短い時間でも親のそばに付き添わせるとか，葬儀に参列させるなどといった配慮が必要である．

そして，死が悲しいのは当然で，決して病的なことではないと伝え，悲嘆の事実を保証することが大切である．そして，子どもの訴えに真剣に耳を傾け，隠しごとをせず，単純かつ直接的な言葉で，親の死がもつ意味や事実について説明すべきである．その際，周囲の人々は，子どもたちが，依存し愛と支えを要求してきたときは，しっかりと受け止めてあげる必要がある．

子どもは，自分の気持ちを言葉でうまく表現できないため，心の中で何を感じ取り，何を考えているかを知ることは難しい．特に，子どもは身体や描画などを使って自分の悲しみを表現することが多い．また，自分の怒りを直接的に表出する．このようなことを踏まえたうえで，周囲の者は，彼らが，言語的にせよ，非言語的にせよ，何を表現しようとしているのかということをきっちりと受け止め，支えることができるよう，ふだんから学んでおく必要がある．

## 3 子どもを亡くした親について

他の死と比較することは不謹慎かもしれないが，子どもの死に直面した親は，最大の悲しみに打ちのめされると考えられる．それは，親にとって最悪の事実として受け取られる．子どもの死が親にとって大きな衝撃を与える理由は，親にとって，子どもが死ぬなどということは，思ってもみないこと，予想もしないことだからである．

親は，たいていの場合，子どもの死に直面し，呆然自失する．子どもを亡くした親は，自分自身の子どもに託した夢，希望・未来や，それまで子どもに費してきた時間や労力，財貨すべてを失ったと思う．そして，子どもとの間に形成してきた愛の絆を失ったと感じる．その結果，親は，子どもの死によって，自分の身体の一部をもぎ取られたように思う．

子どもを失った夫婦は，そのことを契機に愛の絆を深め，互いに慰め合い，人格的に成長してゆくことも多い．しかし，子どもを失って，夫婦仲が悪くなり，両者の精神的緊張が高まり，夫婦の距離が遠くなり，離婚にまで至る夫婦も決して稀ではない．たとえ夫婦であっても，それぞれ悲しみ方や悲しみへの取り組みは異なっているし，立ち直る時間も違うことを周囲の者は認識すべきである．

子どもを亡くした親が示す悲嘆反応は，３つに大別される．

第１は，罪責感である．親は，子どもを守るべき者であったのに，その役割を果たせなかったことに対する後悔や，無力感，自分を責める気持ちが強い．具体的には，発見が遅れた，子どもの要求に答えてやれなかった，よい医者や医療機関につれて行けなかった，夫婦で対応する際，意見が一致しなかった，などといったことが，罪責感を強める．

第２は，怒りである．怒りの対象は，医師や看護師，配偶者らに向けられる．

第３は，空想形成や幻想である．空想のなかで，あたかも死者はまだ生きているかのように思い込み，実生活でも，そのように振る舞うこともある．

## 4 配偶者を亡くした人々へのケア

配偶者を亡くした場合，残された者が男性か女性かによって，かなり状況が異なってくるので，両者を分けて考えることにする．

### 1）男性の場合

妻が亡くなり，夫が残された場合，夫にとっての最大の苦痛は，情緒的に支援してくれる者を失うことである．男性の多くは，競争社会のなかで生きている．したがって，心の安らぎを家庭―特に妻に求め，依存していることが多い．

そのため，男性のほうが女性より喪失の際，受ける衝撃度は大きい．また，男性は強くあるべしという社会通念に囚われているせいか，自分の弱みを人に見せたがらない．したがって，悲しみの感情を言語によって外に表出しようとしない．その結果，悲嘆感情を長期間抑圧してしまい，病的悲嘆や慢性悲嘆反応を引き起こすことになるのである．

男性の場合，自分の強さを人に見せようとする傾向がある．そのため自我を無理をして防衛しようとするため，その反動で，悲嘆を抑圧しきれなくなるとか，ギャンブルやアルコールの力を借りて，自らの悲しみを発散せざるをえなくなる．また，男性の場合は，外で仕事をする人がほとんどであり，家事は妻に任せっきりであることが多い．そのため妻を失うと，慣れない食事や身の回りのことを全部自分でしなければならず，それが，精神的負担となる．たとえば，食生活に限っていえば，食事を作ってくれる妻が亡くなると，食事をする時間が不規則になったり，回数や品数が少なくなり，自分の好きなものだけしか食べなくなる．また，配偶者のために健康を維持しようとする意欲もなくなり，検診に行くこともおっくうになる．さらに，性生活を行う相手がいなくなるということは，男性にとって，しばしば深刻な悩みとなる．また，老親を一人で介護しなければならないということも大きなストレスとなる．

以上述べたように男性の場合，妻を失うことは，情緒的支援の喪失，日常生活能力の喪失を伴う．特に養育が必要な子どもがいる場合は，仕事と家事の調整が難しい．そして，悲しさから自分を顧みることが少なくなるので健康管理が疎かになり，すでにもっている病気が悪化したり，肝機能障害，結核など身体的病気になる人が多い．さらに，うつ病，アルコール依存など精神医学的な問題が発生しやすい．

その結果，一般的には夫を亡くした女性よりも，妻を亡くした男性のほうが，病気（身体疾患と精神疾患を含む）の発病率は高いといわれている．また，自殺の危険性も，妻を亡くした男性のほうが夫を亡くした妻よりも高いことが知られている．

### 2）女性の場合

女性が夫を失う場合，まず最も深刻なことは経済的な面で，収入が減少することである．子どもが小さいときや女性が技術・才能・知識などをもっていないとき，厳しい状況に追い込まれる．また，夫の死後，遺産の相続に関する処理や夫の経営していた会社の切り盛りをしなければならないこともある．さらに，世間の目も，夫がいるときといないときとでは違うという意見が多い．たとえば，地味な服を着ないと変な目で見られるとか，控えめな振舞いを要求されるとか，社交の場からはずされるなど差別を受けることがあるという．

また，家庭のなかで，夫を失った結果，「主婦の座」がなくなり，肩身の狭い思いをすることもある．養育が必要な子どもがいる場合は，一方で仕事をしながら他方で母親の役割をこなさなければならず，苦慮することがある．

### 5　きょうだいを亡くした小児へのケア

きょうだいの死という喪失は，残された子どもたちに大きな影響を与える．きょうだいを亡くした子どもたちにとって大きな悲しみは，それが二重の喪失となるからである．すなわち，第一の喪失は，きょうだいの一人を失ったという悲しみである．第二の喪失は，亡くなった子の親の愛情も失うことである．すなわち，両親は，自分の愛していた子どもを失った悲しみにうちのめされており，残された子どもたちを十分ケアし愛する心のゆとりを失ってしまう．したがって，残された子どもたちは，二重の喪失をこうむることになる．

さらに，残された子どもたちはもっと悲劇的な状況に遭遇することがある．具体的にいえば，子どもを亡くした親が，自らの悲しみをどう処理してよいかわからなくなったとき，残された子どもを死んだわが子の代りとして選ぶことがある．そうすると，子どものほうも，けなげにも親の悲嘆の処理を“代行”しようとして，必死になって，“よい子”を演じ，親を“癒そう”とする．そのため残された子どものほうは，“本来の自分”を抑圧せざるをえず，自分のやりたいことも抑えなければならない．それだけではない．このような抑圧は，いつか爆発し，様々な精神の病理を生み出し，親と子ども双方を傷つけることになる可能性をもっているのである．

## 6　システムの違いからみた緩和ケアの特性

日本における看取りの場は，病院が中心で，自宅，診療所，老人ホームなど多様である（表4-15）．多くの人は，終末期（死期が6か月程度よりも短い期間）においては，自宅療養をした後で必要になった場合の緩和ケ

表 4-15●癌による看取りの場の推移

| 年 | 総数 | 病院 | 自宅 | 診療所 | 老人ホーム | 介護老人保健施設 | その他 |
|---|---|---|---|---|---|---|---|
| 1960 | 93,773 | 29,601 | 59,676 | 2,302 | | | 2,194 |
| 1965 | 106,536 | 46,820 | 54,305 | 3,521 | | | 1,890 |
| 1970 | 119,977 | 67,909 | 45,591 | 4,988 | | | 1,489 |
| 1975 | 136,383 | 96,083 | 32,625 | 6,502 | | | 1,173 |
| 1980 | 161,764 | 129,460 | 23,343 | 7,969 | | | 992 |
| 1985 | 187,714 | 162,120 | 17,062 | 7,740 | | | 792 |
| 1990 | 217,413 | 196,126 | 13,895 | 6,793 | | 16 | 583 |
| 1995 | 263,022 | 236,165 | 18,285 | 7,013 | 697 | 111 | 751 |
| 1996 | 271,183 | 244,644 | 17,967 | 6,883 | 872 | 141 | 676 |
| 1997 | 275,413 | 247,589 | 19,085 | 6,910 | 920 | 149 | 760 |
| 1998 | 283,921 | 255,733 | 19,264 | 6,937 | 1,007 | 244 | 736 |
| 1999 | 290,556 | 262,651 | 18,783 | 7,047 | 1,072 | 286 | 717 |
| 2000 | 295,484 | 268,842 | 17,645 | 6,852 | 1,166 | 316 | 663 |
| 2001 | 300,658 | 273,202 | 18,093 | 6,993 | 1,297 | 340 | 733 |
| 2002 | 304,568 | 276,377 | 18,817 | 6,910 | 1,314 | 366 | 784 |
| 2003 | 309,543 | 281,742 | 18,441 | 6,880 | 1,312 | 403 | 765 |
| 2004 | 320,358 | 292,253 | 18,566 | 6,869 | 1,449 | 435 | 786 |

出典／厚生労働省：平成17年度人口動態調査特殊報告に基づいて作成.

ア病棟や医療機関への入院，なるべく早い時期の緩和ケア病棟や医療機関への入院を希望している人がいる一方，最期まで自宅で過ごしたいという人もいる（図4-2）．施設内，在宅を問わず，患者が望む多様な場での緩和ケアが求められているのである．

緩和ケアの実践システムは，①緩和ケア病棟における入院ケア，②一般病棟における緩和ケアチームによるコンサルテーションサービス，③緩和ケア外来における通院ケア，④訪問診療・訪問看護による在宅緩和ケア，⑤デイケアによる在宅緩和ケア支援サービスなどに大別できる．それぞれの特性を熟知したうえで，患者・家族のニーズに沿いながら，いくつかのシステムを柔軟に組み合わせて活用することが重要である．

以下，各システムの違いに焦点を合わせてケアの特性について述べるが，いずれにおいても緩和ケアの理念は共通で，目指すところは，患者と家族にとってできる限り良好なクオリティ・オブ・ライフの実現である（表4-16）．

# A 緩和ケア病棟における入院ケア

1990（平成2）年に緩和ケア病棟施設基準が設定され，診療報酬に緩和ケア病棟入院料が新設された．厚生労働大臣あるいは各都道府県知事による緩和ケア病棟承認・届け出受理施設は2016（平成28）年6月現在，369

図 4 - 2 ●終末期の療養場所に関する一般国民の認識（数字%）

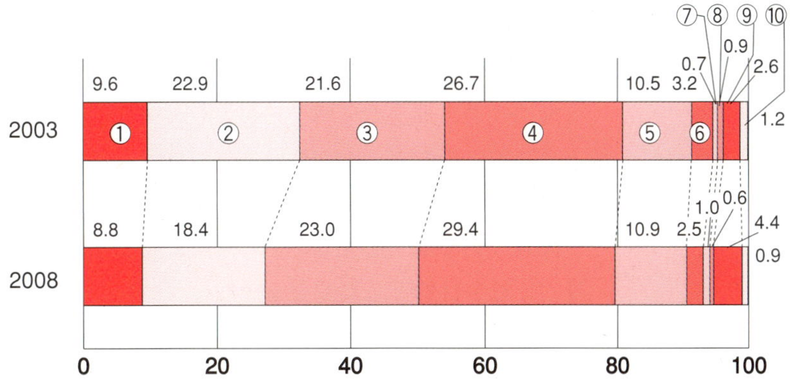


①なるべく早く今まで通った（または現在入院中の）医療機関に入院したい
②なるべく早く緩和ケア病棟（終末期における症状を和らげることを目的とした病棟）に入院したい
③自宅で療養して，必要になればそれまでの医療機関に入院したい
④自宅で療養して，必要になれば緩和ケア病棟に入院したい
⑤自宅で最後まで療養したい
⑥専門的医療機関（がんセンターなど）で積極的に治療を受けたい
⑦老人ホームに入所したい
⑧その他
⑨わからない
⑩無回答

資料／厚生労働省：「終末期医療に関する調査」結果について，2010.

表 4 -16●緩和ケアの目標・重要課題・基本方針（WHO，1990／1993）

〈目標〉
患者とその家族にとってできる限り良好な Quality of Life を実現させる
〈重要課題〉
①痛みのコントロール
②痛み以外の諸症状のコントロール
③心理的な苦痛，社会面の問題，霊的な問題（spiritual problems）の解決
〈基本方針〉
①生きることを尊重し，だれにも例外なく訪れることとして死にいく過程にも敬意を払う
②死を早めることにも死を遅らせることにも手を貸さない
③痛みのコントロールと同時に，痛み以外の苦しい諸症状のコントロールを行う
④心理面のケアや霊的な（spiritual）面のケアも行う
⑤死が訪れるまで患者が積極的に生きていけるよう支援する体制をとる
⑥患者が病気に苦しんでいる間も，患者と死別した後も，家族の苦難への対処を支援する体制をとる

施設，7504床である．

緩和ケア病棟の施設基準（表4-17）やケアプログラム基準（表4-18）が策定されており，一般病棟に比較して，緩和ケア病棟は人員配置や構造設備の面で優れており，患者，家族，医療者，ボランティアなどを含むチーム内でケアの理念や目標を共有しやすい．消灯時間や面会時間などの生活上の制限は少なく，より静かで落ち着いたくつろげる雰囲気のなかで，患者・家族のニーズに沿った生活を支援する（図4-3）．

入院ケアには，症状コントロール，看取り，レスパイトケア（家族の心身の休息を目的とした療養支援）などがある．在宅への移行を目標とした症状コントロールやレスパイトケアより，看取りが中心というのが日本における入院ケアの現状となっている．一般社会においても，医療者においても，緩和ケア病棟＝看取りの場というイメージが強い．患者・家族は，一般病棟から追い出されたら緩和ケア病棟に行くという認識をもち，医療者は，担当患者について緩和ケア病棟に行くにはまだ早いととらえ，緩和ケア病棟における入院ケアを導入するタイミングを逃してしまうことがある．その一方で，緩和ケア病棟の病床数は限られており，患者・家族が希望していても，必ずしも緩和ケア病棟に入院できるわけではない．緩和ケア病棟での看取りは，がん患者全体の約5％程度である．在宅緩和ケアが浸透するにつれて，緩和ケア病棟での，在宅への移行を目標とした症状

**表4-17●緩和ケア病棟の施設基準**

| | |
|---|---|
| 対象 | ・主として末期の悪性腫瘍患者または後天性免疫不全症候群に罹患している患者． |
| 人員配置 | ・当該病棟において，1日に看護を行う看護師の数は，常時，当該病棟の入院患者の数が7またはその端数を増すごとに1以上であること．ただし，当該病棟において，1日に看護を行う看護師が前段に規定する数に相当する数以上である場合には，当該病棟における夜勤を行う看護師の数は，前段の規定にかかわらず，2以上である．<br>・夜間において，看護師が複数配置されている．<br>・当該病院の医師の員数は，医療法に定める基準を満たしている．<br>・当該病棟内に緩和ケアを担当する医師が常勤している． |
| 構造設備 | ・病棟床面積は，患者1人につき30㎡以上，病室床面積は，患者1人につき8㎡以上．<br>・患者家族の控え室，患者専用の台所，面談室，一定の広さを有する談話室．<br>・全室個室であって差し支えないが，特別の療養環境の提供に係る病床の数が5割以下． |
| 体制 | ・入退棟に関する基準が作成され，医師，看護師等により，入退棟の判定が行われている．<br>・緩和ケアの内容に関する患者向けの案内が作成され，患者・家族に対する説明が行われている．<br>・財団法人日本医療機能評価機構等が行う医療機能評価を受けていること．<br>・末期悪性腫瘍患者のケアに関しては「がん末期医療に関するケアのマニュアル」（厚生労働省・日本医師会編）を参考とする． |

資料／日本ホスピス緩和ケア協会：緩和ケア病棟の施設基準，2006．

**表 4-18●緩和ケアプログラムの基準**

| | |
|---|---|
| 患者と家族 | ・ホスピス・緩和ケア病棟のケアは，患者とその家族とを一つの単位として提供される．<br>・いずれの患者や家族もそれぞれ独自の価値観と信念を持っていることを認識し尊重する． |
| 入院の条件 | ・医師が治癒が望めないと判断した悪性腫瘍またはエイズの患者を対象とする．<br>・患者と家族またはそのいずれかが入院を希望していることが原則である．<br>・入院時に病名・病状について理解していることが望ましい．理解していないときには，患者の求めに応じて，適切な病名・病状の説明がなされる．<br>・家族がいないこと，収入が乏しいこと，特定の宗教を信仰していることなど，社会的，経済的，宗教的な理由で差別しない． |
| ケア計画 | ・ケア計画は，患者・家族の求めに応じ相談のうえで立案する．<br>・提供したケアに関する適切な記録がなされ，チームメンバーが共有する．<br>・症状緩和やケアに関するインフォームド・コンセントを得る．<br>・患者との死別前から，家族や大切な人々に対するケア計画をたてる． |
| 痛みなどの症状緩和 | ・適切な治療法によって，痛みなどの不快な症状を緩和する．<br>・症状緩和は，患者と家族が持つ身体的・精神的・社会的な要求を確かめ，それに対応することを双方が認識し実行する．<br>・痛みの治療，症状の緩和は基準となる文書を参考にする．<br>世界保健機関編：がんの痛みからの解放（第 1 版，第 2 版）<br>厚生労働省・日本医師会編：がん末期医療に関するケアのマニュアル<br>世界保健機関専門委員会編：がんの痛みからの解放とパリアティブケア |
| チーム | ・チームは患者とその家族を中心とし，医師，看護婦，ソーシャルワーカーなどの専門職とボランティアが参加する．<br>・チームの構成員は，それぞれの役割を尊重し，対等な立場で意見交換を行い，互いに支え合い，ホスピス・緩和ケアの理念と目的を共有する．<br>・チームは，計画的な教育プログラムをもち，継続評価によってチームとしての成長を図る． |
| ボランティア | ・ボランティアは，チームの一員であり大切なケアの提供者である．<br>・ボランティアの参加は自由意思によって行われ，チームにおける役割を明確にしたうえで，ボランティアには応分の責任が求められる． |
| 死別後のケア | ・死別後のケアは患者の療養中から始まり，家族と，患者にとって大切な人々を支える．<br>・病的な悲嘆のなかにあると判断されるときには，適切な専門家を紹介する． |
| 質の確保と活動の評価 | ・提供された医療やケアの評価と見直しがなされること．<br>・チームのあり方とプログラム全般の見直しがなされること．<br>・評価，見直しについては，原則的には各施設の責任において行うこと．<br>・日本緩和ケア協会に第三者を加えた委員会を設ける．委員会は各施設に対して，ケアの「質の確保と活動の評価」について検討のうえで，勧告を行うことができる． |

資料／日本ホスピス緩和ケア協会：緩和ケア病棟承認施設におけるホスピス・緩和ケアプログラムの基準，1997／1998.

コントロール，レスパイトケアに対するニーズがさらに高まると推察される．

## B 一般病棟における緩和ケアチームによるコンサルテーションサービス

2015（平成27）年の癌による死亡は37万131人（概数）であり，緩和ケア病棟の病床数は患者数に対して十分とはいえない．また患者・家族が，緩和ケア病棟ではなく，馴染みのある一般病棟における入院ケアを希望することも少なくない．そして一般病棟では，診断・治療期からエンド・オ

図 4 - 3 ●緩和ケア病棟の様子

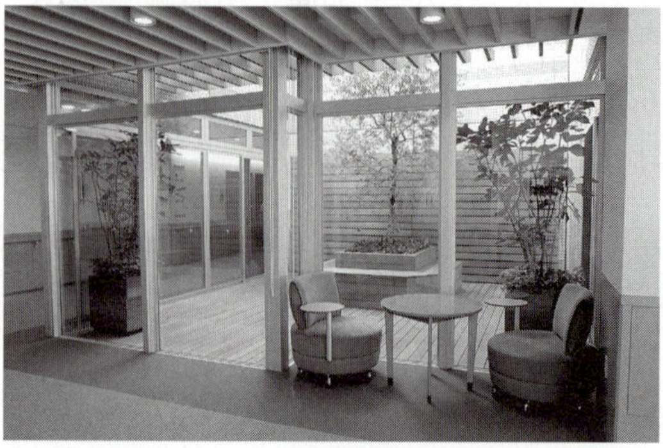

自然光が入る吹き抜けのテラス

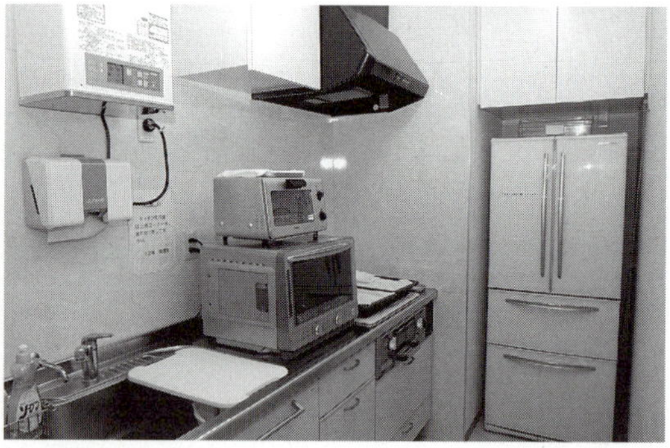

ファミリーキッチン

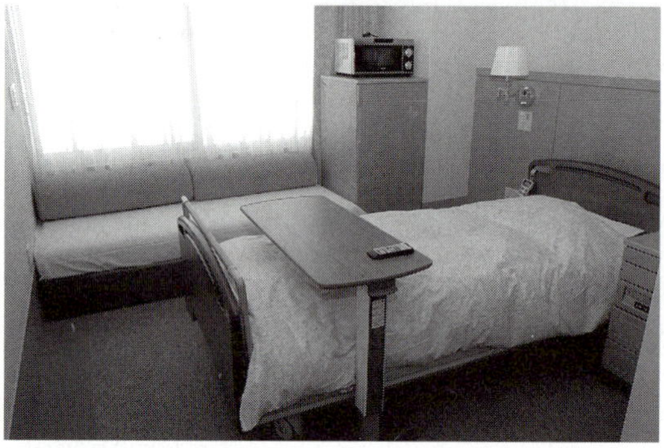

リラックスでき，プライバシーが守られた病室

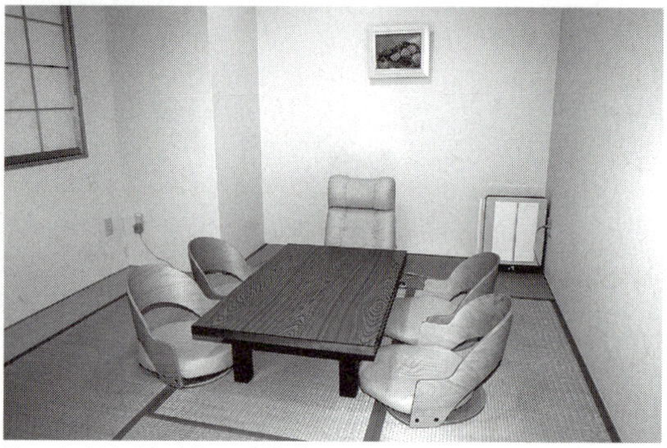

ゆったりと過ごせる家族室

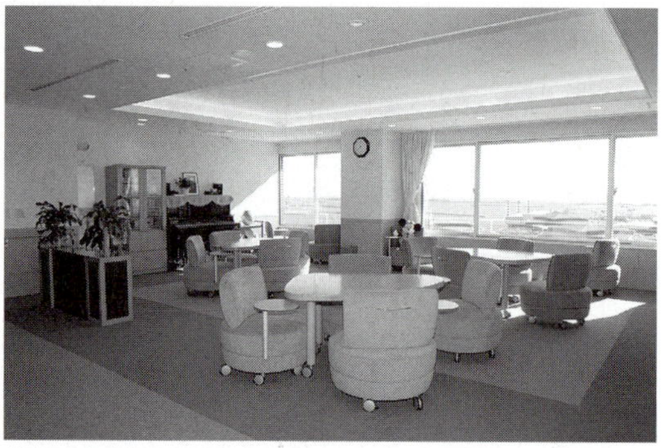

お茶会などのイベントができるデイルーム

写真提供：財団法人癌研究会有明病院

ブ・ライフに至るまで継続的なケアを提供できるという利点がある．一般病棟における緩和ケアに対するニーズは高く，その充実を図るため，2002（平成14）年の診療報酬改定により緩和ケア診療加算が新設された．緩和ケアの教育を受け，経験を重ねた医療者から構成される緩和ケアチームが，一般病棟の入院患者についても緩和ケアに関するコンサルテーション（相談）の役割を果たす（表 4 -19）．

病院・病棟機能の分化が進み，一般病棟では在院日数が短縮化され，手術，化学療法，放射線療法などに伴う重症・急性期の抗腫瘍治療ケアが多

表 4-19●緩和ケアチームによる緩和ケア診療の基準

| | |
|---|---|
| 対象 | 一般病床に入院する悪性腫瘍または後天性免疫不全症候群の患者のうち，疼痛，倦怠感，呼吸困難等の身体的症状または不安，抑うつ等の精神症状をもつ者 |
| 人員配置 | 以下の3名から構成される緩和ケアに係る専従のチーム（緩和ケアチーム）が設置されている．<br>・身体症状の緩和を担当する常勤医師<br>悪性腫瘍患者または後天性免疫不全症候群の患者を対象とした症状緩和治療を主たる業務とした3年以上の経験を有する者<br>・精神症状の緩和を担当する常勤医師<br>3年以上癌専門病院または一般病院での精神医療に従事した経験を有する者<br>・緩和ケアの経験を有する常勤看護師<br>5年以上悪性腫瘍患者の看護に従事した経験を有し，緩和ケア病棟等における研修を修了している者<br>＊医師のうちいずれかは緩和ケアチームに係る業務に関し専任であって差し支えない．<br>＊医師については，緩和ケア病棟入院料の届け出に係る担当医師と兼任ではないこと．ただし，緩和ケア病棟入院料の届け出に係る担当医師が複数名である場合は，緩和ケアチームに係る業務に関し専任である医師については，緩和ケア病棟入院料の届け出に係る担当医師と兼任であっても差し支えない． |
| 体制 | ・症状緩和に係るカンファレンスが週1回程度開催されており，緩和ケアチームの構成員および必要に応じて主治医，看護師などが参加している．<br>・当該医療機関において緩和ケアチームが組織上明確に位置づけられている．<br>・院内の見やすい場所に緩和ケアチームによる診療が受けられる旨の掲示をするなど，患者に対して必要な情報提供がなされている．<br>・財団法人日本医療機能評価機構等が行う医療機能評価を受けている． |

資料／日本ホスピス緩和ケア協会：緩和ケア診療加算に関する施設基準に基づいて作成，2006.

くなっている．医療者の関心や専門性は，抗腫瘍治療にあることが多い．抗腫瘍治療ケアと緩和ケアとは境界なく併行して行われるものであるが，抗腫瘍治療ケアが優先されて緩和ケアに専心しきれない現実に，医療者が困難を感じていることもある．

緩和ケアチームによるコンサルテーションサービスは，一般病棟の医療者に緩和ケアに関する知識や技術，学習の機会を提供すると同時に，悩みを抱えている医療者をサポートする．2016（平成28）年6月10日現在，緩和ケア診療加算届出受理施設は226施設である．緩和ケアチームによるコンサルテーションサービスの浸透と充実，その活動の場が施設内から介護老人保健施設や地域へと拡大することが期待される．

## C 緩和ケア外来における通院ケア

緩和ケア外来では，他診療科外来との併診，他診療科外来からの移行，一般病棟や緩和ケア病棟における入院ケアからの移行による通院ケアを行う．

複雑でコントロール困難な症状に関しては，緩和ケア専門医の介入が有効であり，併せて，診断・治療期から付き合いのある診療科外来において抗腫瘍治療を受けつつ在宅療養を維持することもできる．緩和ケア外来における通院ケアのプロセスをとおして，患者・家族は，抗腫瘍治療から緩和ケア中心の医療へと移行する準備状態を整えることができる．緩和ケア外来における通院ケアにおいては，症状コントロールや心理的支援はもちろんのこと，通院ケアから入院ケアへの移行，訪問診療・訪問看護による在宅ケアの導入，レスパイトケアの必要性の見極めが重要となる．

## D 訪問診療・訪問看護による在宅緩和ケア

住み慣れた自宅は，人々が最も安らげる場である．最期まで住み慣れた自宅で好きなように過ごしたいと希望する人がいる一方で，終末期の在宅療養は実現困難であると認識している人が多い（図4-4）．その理由は，家族の介護負担が大きい，緊急時の対応に不安があるなどである（表4-20）．在宅療養により，家族は，介護に伴い十分な睡眠が確保できないなどの身体的負担，衰弱しつつある患者をそばで見ていることに伴う心理的負担，自宅の改築や器具用具の購入，職場に出られなくなることによる所得の減少などの経済的負担を抱えることがある．家族は，負担感が増大し，自由度を制約され，疲労が蓄積すると，在宅療養を義務的な厄介な仕事と感じてしまう．そのような事態を回避するためにも，在宅療養を希望する患者・家族には，緊急時の対応や在宅医療・介護サービスの整備など，在宅緩和ケアサービスの充実（表4-21）が必要である．

2006（平成18）年4月の医療保険の診療報酬改定や介護保険制度の改定において，在宅緩和ケアサービス体制の強化が図られた．在宅療養支援診療所は，24時間連絡体制で訪問診療・訪問看護などを提供し在宅療養を支援する．終末期がん患者の場合には，40歳以上から介護保険の各種サービス（家事，介護のマンパワー，訪問介護，福祉用具貸与など）を活用できるようになった．

訪問診療医師や訪問看護師は，24時間連絡体制で，患者の症状コントロール，心理的支援，患者・家族教育を行う．薬物療法，食事，清潔，排泄などのケア技術，さらに死が目前に差し迫ったときの患者の変化についての教育が重要である．死の準備教育が十分行われれば，家族のみで落ち着いた雰囲気のなかで看取りを行うことが可能となる．一方，知識や技術不足，不安が強い場合には，患者・家族は在宅ケアに対する失敗感を抱く．訪問診療・訪問看護による在宅ケアは，患者・家族の希望を最大限に尊重しつつ，実現可能性を十分にアセスメントしたうえで，入院ケアやデイケアと連携して行われる必要がある．

**図 4-4●終末期における在宅療養の可能性に関する認識**

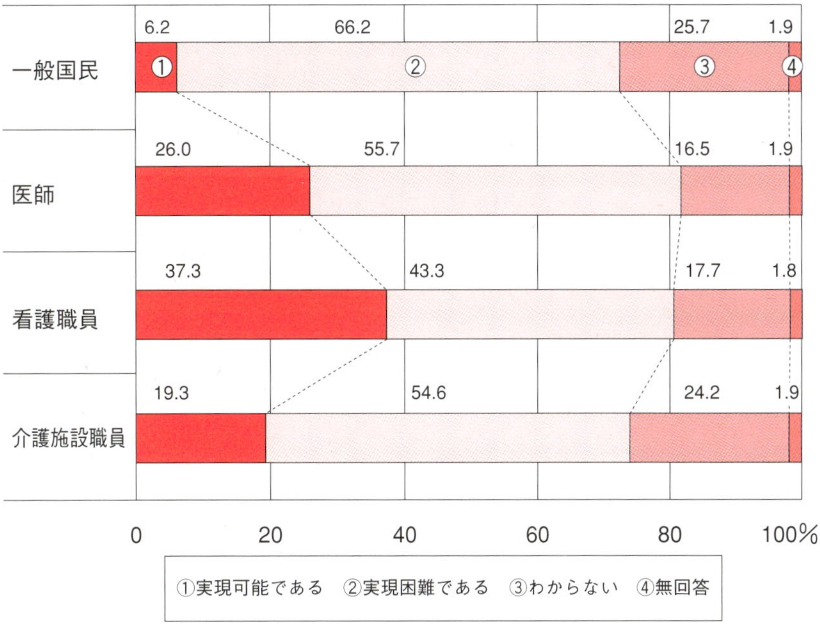


資料／厚生労働省：「終末期医療に関する調査」結果について，2010.

**表 4-20●終末期の在宅療養が困難な理由（一般国民）〈複数回答〉（%）**

| | |
|---|---|
| 介護してくれる家族に負担がかかる | 79.5 |
| 病状が急に悪くなったときの対応に自分も家族も不安である | 54.1 |
| 経済的に負担が大きい | 33.1 |
| 往診してくれるかかりつけの医師がいない | 31.7 |
| 症状が急に悪くなったときに，すぐ病院に入院できるか不安である | 31.6 |
| 訪問看護体制が整っていない | 19.4 |
| 居住環境が整っていない | 16.4 |
| 24時間相談にのってくれるところがない | 14.8 |
| 介護してくれる家族がいない | 14.5 |
| 訪問介護体制が整っていない | 10.9 |
| その他 | 2.5 |

資料／厚生労働省：「終末期医療に関する調査」結果について，2010.

## E デイケアによる在宅緩和ケア支援サービス

日本においても，在宅緩和ケアを支えるシステムの一つとして，デイケアが認知されつつある．介護保険制度による療養通所介護は，難病や終末期がん患者など，医療ニーズと介護ニーズを併せもち在宅療養する者に対して通所サービスを提供する．在宅緩和ケアを行うデイケアセンターで

表 4-21●在宅緩和ケアの基準

| | |
|---|---|
| 対象者 | ・余命が限られた不治の患者（主として不治のがん患者）とその家族.<br>・家でのホスピスケアを希望する患者と家族.<br>・患者自身が病名，病状を正しく理解していることが望ましい．しかし，そのことは在宅ホスピスケアを受けるための必須条件ではない. |
| 提供されるケア | ・医師の訪問診察，看護婦の訪問看護．必要に応じたその他の職種の訪問サービス.<br>・患者の家を中心にした24時間，週 7 日間対応のケア.<br>・主に患者の苦痛を対象とした緩和医療.<br>・遺族を対象とした死別後の計画的なケア.<br>・患者と家族をひとつの単位とみなしたケア.<br>・インフォームドコンセントに基づいたケア.<br>・病院や施設ホスピスと連携したケア. |
| 患者，家族を対象とした死の教育 | ・医療者に依存した受動的な“いのち”ではなく，死までの時を能動的に生き抜くことができるよう，患者と家族を支援する.<br>・家族に対して日常的なケアに関する教育をする.<br>・患者と家族が安心できるように病状の説明を充分行い，起こりうる病状変化に対処する方法を指導する<br>・家族を対象として死のプロセスの理解，看取りの心得などの教育を行う. |
| チームアプローチ | ・ホスピスケアの提供はチームを組んで行い，チームの中心となる者を決めておく．在宅ホスピスケアにおけるチームの基本単位は医師，看護婦，介護者である．家族はケアの対象であるとともにケアの重要な担い手ともなる.<br>・必要に応じてヘルパー，薬剤師，ボランティア，医療器具や介護用品の提供者，また心理的・霊的ケアのための専門職などの参加を得る.<br>・チーム内の連絡を密にとり情報を共有する．またチーム内が24時間連絡可能な体制とする.<br>・定期的なチームミーティングを行う. |

資料／在宅ホスピス協会：在宅ホスピスケアの基準，1998.

は，看護師やボランティア，音楽療法士，アロマセラピストなどがチームで，生活ケア，教育・心理的支援，作業療法，補完代替療法，リハビリテーションなどのプログラムに取り組んでいる．デイケアは，患者の日々の生活の充実，癒しに加え，参加者同士の交流によるセルフヘルプを促進し，家族のレスパイトケアとしても重要な役割を果たす.

**●複数の緩和ケアシステムを活用した事例**

Aさん（50歳代，女性）は夫，子ども 2 人の 4 人暮らし．乳癌の手術後，多発性骨転移，左鎖骨上リンパ節転移，肺転移．肝転移.

左乳癌の手術を受け，術後放射線療法および内分泌療法を受けていたところ，3 年後に左鎖骨上リンパ節転移と診断されいくつかの化学療法を受けたが，抗腫瘍効果判定は安定～進行であった．肩と上肢の痛みが出現し，モルヒネ硫酸塩水和物徐放錠の内服を開始した（内服直前の肩と上肢の痛みは NRS 9/10）．モルヒネ塩酸塩坐薬を使用したところ，悪心・嘔吐が出現し体調不良となった.

家族の希望で転院し，乳腺科病棟に入院した．今後の治療を行うにあたっていくつかの検査が必要となり，その間に疼痛コントロールを図る目的で緩和ケア病棟へ転科・転棟した．悪心・嘔吐の原因の一つとして考えられる脳転移に関しては，CT 画像上に所見はなかった．モルヒネ硫酸塩水和物徐放錠からフェンタニルの持続皮下注射へのオピオイドローテーション，制吐剤の使用，排便コントロールを行ったところ，悪心・嘔吐は緩和した．入院後，左手のしびれ感が出現し，左鎖骨上リンパ節の増大による左腕神経障害性疼痛を疑い，鎮痛補助薬として，抗てんかん薬(クロナゼパム)，抗うつ薬(アモキサピン)，副腎皮質ステロイド薬（デキサメタゾン）の内服を開始した．フェンタニルの持続皮下注射からフェンタニルパッチ 5 mg へのオピオイドローテーション後，レスキュードーズの使用はなく，NRS 2 ～ 3 で経過した．疼痛コントロールが良好となったため，新たな化学療法の導入目的で，乳腺科に転科・転棟した．

化学療法開始後には，緩和ケアチームが 1 回/週疼痛コントロールの評価を行った．化学療法後より左上肢のリンパ浮腫の増強がみられたが，セルフマッサージとバンテージスリーブにより徐々に改善され，乳腺科外来と緩和ケア外来を定期受診しながら，外来化学療法へと移行した．

さらに，緩和ケアの目標である患者と家族にとってできる限り良好なクオリティ・オブ・ライフの実現を図るためには，介護老人保健施設や特別養護老人ホームなどでの訪問診療・訪問看護による緩和ケア，遺族ケアなども重要となる．現在の日本の緩和ケアは，癌とエイズを中心として政策的に推進されているが，緩和ケアが，医療全般，特に難病や高齢者医療の場に浸透することが期待される．

《参考文献》


・厚生労働省：終末期医療に関する調査等検討会報告書，2004．http://www.mhlw.go.jp/shingi/2004/07／s0723-8.html
・日本緩和ケア協会：緩和ケア病棟の施設基準，2006．http://www.hpcj.org/index.html
・日本緩和ケア協会：緩和ケア病棟承認施設におけるホスピス・緩和ケアプログラムの基準，1997，1998．http://www.hpcj.org/index.html
・在宅ホスピス協会：在宅ホスピスケアの基準，1998．http://sky.geocities.jp/nihonnzaitaku/hospice/index/html
・WHO，1990／武田文和：がんの痛みからの解放とパリアティブ・ケア；がん患者の生命へのよき支援のために，金原出版，1993．

# 第5章

# 死をめぐる現代医療の課題

# 1 病気にかかわる現代医療の課題

## A 臓器移植と死の判定

### 1 わが国の臓器移植の現状

わが国における臓器移植に関する法律で最も古いものは「角膜移植に関する法律」(1958 (昭和33) 年) である．この法律は，対象を角膜移植に限定し，角膜移植のために眼球を死体から摘出することを認めるとともに，その要件と手続きを定めたものである．ここでいう死体とは心臓死と限定された「死体」であり，摘出するためには遺族の承諾があればよく，本人の意思については触れられていない．

「角膜移植に関する法律」に続いて，「角膜及び腎臓の移植に関する法律」(1979 (昭和54) 年) が制定された．内容としては，対象を角膜だけでなく腎臓まで拡大したほか，臓器摘出の要件として，やはり心臓死からの移植とし，本人の意思より遺族の意思を優先させている．

心臓移植については，すでに1968 (昭和43) 年に最初の移植が札幌医大の和田寿郎教授によって行われたが，レシピエント (臓器の提供を受けた者) の死後，脳死判定や移植手術の適応性など手続き上に不透明な点があるとして，和田教授は殺人罪で告発された．結果は証拠不十分で不起訴に終わったが，この手術が患者のためというよりも，医療者の名誉心と野心のために行われたのではないかという疑念を生み，一般国民に移植に対する不信感を植え付けることになった．

しかし，その後，長い間，議論が積み重ねられ，角膜，腎臓に加えて心臓，肝臓，膵臓，肺臓など，様々な臓器を移植するためには，包括的な臓器移植法に基づく判定を行うことが必要であるとの意見が多く，検討が加えられてきた．そして，ついに1997 (平成9) 年6月，脳死者からの臓器移植を認める「臓器の移植に関する法律」が成立，臓器移植を行う場合に限って，脳死を人の死とみなすことが許されるようになった．そして同年10月16日，この法律は施行されたのである．

この法律は，臓器の提供や脳死判定について，本人の自己決定権を強く前面に出していると同時に，遺族や家族の拒否権を含めての自己決定権を認めている点に大きな特徴がある．また，本法施行時の厚生省 (現厚生労働省) ガイドラインでは，臓器提供に関する意見表示ができる年齢を15歳以上としていたので，日本においては15歳未満の子どもが移植医療に参加することはできないことになっていた．しかし，2010（平成22）年７月の改正法の施行により，本人の意思が不明な場合も家族の承認があれば臓器の提供ができるようになったことにより，わが国でも15歳未満の子どもの移植医療への参加が可能になった．

また，この法律は，臓器の提供は人道的精神に基づいてなされるべきであること，移植医療は公平に行われるべきこと，移植を行うにあたってインフォームドコンセントが行われるべきこと，臓器売買は禁止されるべきであることなどが謳われている．

2006（平成18）年11月，日本のある病院を中心に明らかになった疾患腎移植問題は，社会に多くの波紋を投げかけた．この事件は，移植医療の根幹を揺るがす多くの問題点を内包している．ここで，検討されるべき事柄を整理し，今後の移植医療への反省と警告としたい．

まず第１に，この移植行為が日本移植学会の倫理指針，あるいは倫理委員会の審議を経なかったことや，病院内の倫理委員会で討議されず，病院管理者である病院長さえも知らなかった可能性があることである．

第２に，移植に関し，患者の同意文書による承諾を得ていない事例であること，つまり，患者の臓器提供の自発性によってこの移植が行われたのではなく，医師の裁量や誘導・斡旋によって行われていた可能性を無視できないことである．つまり，臓器移植法は「移植に使用されるための臓器提供は，任意になされたものでなければならない」という基本理念を掲げているが，本件の場合，この理念に反している可能性があるのである．

第３に，生体腎移植は普通，親族間で行われるが，本件では他人に移植されており，しかも，第三者機関（たとえば，日本臓器移植ネットワークなど）の審査機関を経由していないことである．これには，手続き上の問題もあるが，移植を受ける機会は平等でなければならないとする公平の原則に反するものである．

第４に，同意書を取り交わしていないケースでは，移植後に危険があるというマイナスの面を，移植を受ける側の患者に十分説明していなかった可能性のあることである．臓器移植を受けた患者は，拒絶反応を防ぐために免疫抑制剤を服用する必要があるが，この薬を飲むと体の免疫力が低下し，感染症や癌にかかりやすくなったり，腎臓に負担がかかる．このような事実が，患者に十分説明されており，納得の得たうえで移植を受けたかどうかということが問題となる．

第５に，病気の腎臓を他人に移植することが，医療といえるかという問題もある．

移植を行った側は，移植を受けた人は人工透析の苦しみから解放され，費用もかからず生活の質も向上すると述べている．いずれにしても，この事件は，科学の立場と倫理の立場から，今後徹底的に検証されるべきである．また，今後の移植医療を考える際に生命倫理上学ぶべき多くの課題を提示していると考えられる．

なお，世界の年間心臓移植件数は約4000件であるのに，日本ではこの臓器移植法が施行（1997（平成９）年10月）され約20年が経過したが，脳死を条件とする心臓移植件数は306例（2016（平成28）年10月）である．この間，臓器提供意思表示カードの所持者が脳死になったり，心臓停止した件数は増加している一方，移植実施率はわずか13.4%にすぎない（日本臓器移植ネットワーク2010年調べ）．ちなみに，わが国では死体腎臓移植は9.7%であるのに対して，生体からの提供が90.2%を占めている．近年，欧米でも，生体からの提供が次第に増加してきている．

日本において，生体腎移植数が死体腎移植数を上回るという事実は何を意味するのであろうか．このことは，おそらく，遺体に触れることを穢れたこととして忌み嫌う日本人の死生観と無関係ではないように思われる．

すでに述べたように，わが国の臓器移植法では，臓器提供の承諾要件として，死亡した者が生存中にその提供意思を書面により表明している場合，あるいは提供意思を表明できない場合も家族あるいは遺族がそれを拒まない場合においてのみ臓器摘出ができることになっている（第６条）．このことは，日本では角膜や腎臓以外の臓器移植の際，本人のはっきりとした自己の意思，つまり自己決定権と並んで，家族の自己決定権という二重の歯止めが加わっており，両者の合意がなければ臓器摘出をしてはいけないことになっており，移植に関しては諸外国と比較して厳しい法律となっている．法の施行から約20年が経過して心臓移植が306例にすぎないという現状も，このような厳しい法の縛りがあるためである．

ちなみに，先進国の多くは，本人が臓器提供を拒否する意見を書面で表示していないかぎり，提供の意思ありと見なす「推定同意方式」を採用している国が多い．また，臓器提供者に関し当事者の自己決定の意思がはっきりしていれば，家族の意見とは関係なく，移植が可能としている国も多い．

## 2 死の判定と法の関係

死の判定と法の関係が論議の的となった理由は，その背後に「脳死した者の身体」からの臓器移植を行うことが是か否かという大きな検討課題があるからである．本来，人間は心臓と呼吸が止まり，意識が失われれば死とみなされてきた．つまり，生命は，呼吸，循環，脳の統合であり，この統合が失われることをもって死と考えてきた．ところが，ハーベイ・クッシングは，1902年，呼吸は停止しても，心臓は数分間動いていることを突きとめた．そこで，呼吸の停止した患者に人工呼吸を続けたところ，心臓は動き続けた．これが脳死という現象が観察された最初の例であるとされている．

その後，1960年代に至り人工呼吸器（レスピレーター）が開発され，呼吸と心拍とを強制的に維持しているのに，脳が壊死した状態が注目され，ここから脳死という概念が提出されるようになった．そして，医学の立場からは，脳死状態は，不可逆的昏睡であり，蘇生限界点を超えているので死であるとみなされるようになった．

その後，臓器移植技術が発達し，脳死患者の臓器を病人に移植しようという考え方が出てきた．その際，医師が勝手に脳死状態での臓器を取り出すと殺人罪に問われるので，病人の臓器を取り出し，他者に移植するためには脳死という状態を死として定める法律が必要になった．

死の判定と法との関係についていえば，従来，日本では慣習的に呼吸の停止，心拍の停止，対光反射の消失といったいわゆる「三徴候死」を死と判定し，医師はこの時点で「死亡診断書」を書いた．ところが，人工呼吸器の開発によって脳死という考え方が登場した．日本における脳死の判定に関連する法律をつくるにあたって，最大の論点となったのが，この「脳死を人の死」とするか否かという点であった．

1997（平成９）年４月，臓器移植法が出された際には，「脳死は人の死である」（中山案）という考え方と「脳死は人の死ではない」（金田・猪熊案）という考え方が最後まで対立していた．後者は，主として宗教団体の支持によるところが大きかったという．結局，同年６月17日，両案の妥協が図られ「脳死を死とするのは臓器移植の場合に限定する」という案が衆・参両院で可決・成立し，同年10月16日から施行された．

日本における臓器移植法制定の際，脳死の定義をめぐって上記の２つの考え方が登場したのは，結局，死に関する自己決定権をどう考えるかということと関係しているように思われる．中山案は，法律によって脳死を個体死と規定しようとした．このことは，脳死は医学の基準によって決定されるものであって，死の自己決定権などないという立場である．他方，金田・猪熊案のほうは，脳死を個体死と認めなくても，脳死状態になったら，患者は自分の臓器を提供するために，生命を短縮する自己決定権をもつことができるとする立場である[1]．

前述したように，日本の臓器移植法は，「臓器を提供する場合に限って，脳死を人の死とする」と規定している．前段の「臓器を提供する」意思があることが前提となっていることは，臓器提供者および家族が「自己決定する」という事実を法が守ろうとしていることがわかる．また，それと同

1）中山研一，福間誠之編：臓器移植法ハンドブック，日本評論社，1998，p.９．

時に，医療者が移植をする際，殺人罪で訴えられないようにするために，臓器を提供するという条件で「脳死を人の死とする」とした．

そこで臓器提供（移植）の前提条件である脳死を法的に判定する必要が生じた．なお法的脳死判定の際に守るべき事項である脳死と判定するための必須条件，前提条件，除外例，生命徴候の確認，脳死と判定するための必須項目，法的脳死判定における観察時間，脳死の判定の時刻，脳死判定医，家族の立会い，脳死判定の順序等については，「臓器の移植に関する法律施行規則」（平成９年10月８日厚生省令78号，平成22年改正）および「「臓器の移植に関する法律」の運用に関する指針（ガイドライン）―健医発1329号．平成９年10月８日」（平成24年改正）を参照のこと．

## 3 脳死，臓器移植に対する受け止め方；専門家と一般の人の違いを中心に

### 1）専門家と一般人の考え方の違い

本来，臓器移植は，専門家も臓器提供者も臓器提供を受ける者もその家族も，共通の理念に基づいて行われることが大前提である．つまり，臓器移植は，「命のリレー」であり，提供者の善意に基づく犠牲的行為であって無償の愛，贈与の愛による道徳的行為でもある．

このような共通の価値観を医療者も臓器提供者（ドナー）も臓器を受け取る側（レシピエント）も，その家族も共有していれば問題はない．しかし，臓器の移植にかかわる人たちの間で，微妙なズレが生ずると，もともと他人の臓器を移植するという“不自然”なことを，技術を使って行うことゆえの問題点も浮かび上がってくる．

専門家が，医療技術を駆使して，合理的・理性的判断に基づき，臓器提供者の臓器を取り出し，レシピエントに移植するためには，いったん，人間を客観化し，モノとみなすこと，つまり，人間を対象化するとともに細分化，部品化しなければならない．したがって，専門家が臓器移植をする際には，人間のもつ感情や心理を棚上げし，理性的・合理的に行動することが要請される．

専門家の脳死概念を支える哲学として，よく知られているものが“パーソン”（人格）論である[2]．厚生省（現厚生労働省）は脳死と定めた深昏睡，瞳孔散大，脳幹反射の消失，平坦脳波，自発呼吸の停止などの状態が６時間経過すれば脳死として認められるとしている．つまり，このような考え方の背後にあるのは，脳死状態では，本人が自分で物事を判断したり認識できないのだから，人格はなくなったのだ．そして，人格がなくなったの

2）エンゲルハート，他，加藤尚武，他訳：バイオエシックスの基礎，東海大学出版会，1988.

なら，もはや人間ではなくモノである．こうした考え方が人格論（パーソン）である．つまり，人格の消失は，死であると結論づける．専門家は，このような人格論を拠りどころとして，脳死者を死者とみなし臓器の摘出を行い，移植を行う．

このような考え方を背景に行われる臓器移植に際しては，脳死が前提となるが，脳死は，人間のつくった判定基準に基づくものであって，時間の流れからいうと，死を点としてとらえ，従来の心臓死より早い時点で死を“設定”する，いわば専門家集団が定めた「死」である．一般の人――特に家族――は，このような脳死が本当の死だと思っているのかというと，また別である．

家族や一般の人々にとって，脳死は，実感できない死，見えない死である．専門家に，「脳死になりました」と言われても，実際に心臓は拍動し，脈もあり，体も温かく，肌もピンク色をしており，湿り気があり，汗や涙も出て，爪も伸びる．近づくと，いったん平坦化していた脳波に波が現れたり，心電図が動き出したり，血圧が上がったり，再び拍動し始めることすらある．このよう状態を見せられると，専門家以外の人は，いったいこの人は死んでいるのだろうかと思ってしまう．つまり，一般の人々のなかには科学的・法的に死と判定されても，心情的・直観的に死んだということが納得できないと感じる人は少なくない．

このような現実に遭遇すると，一般人のなかには，自分自身は，移植には賛成である．その崇高な考え方に同調するし，現代の科学技術の進歩も信じる．また，臓器を提供することにも賛成である．しかし，家族や恋人など親しい人の臓器を移植することには承服しかねるという人が多い．このように専門家と一般の人々，さらには当事者とその家族との間では，臓器移植の考え方をめぐって大きな隔りというか温度差がある場合もあることを認識しておく必要がある．

### 2）脳死・臓器移植の背後にある死生観について

1997（平成9）年に成立した臓器移植法に先立って設立された首相の諮問機関である「臨時脳死及び臓器移植調査会」（脳死臨調）での2年にわたる審議の結果が，1992（平成4）年に答申されている．そのメンバーを見ると，専門家以外の学者，行政官，ジャーナリスト，作家など，いわゆる専門家以外の一般の人の脳死・臓器移植に対する考え方が集約されている．

この脳死臨調の最終答申の骨子の中で，意見が割れた項目がある．それは前述したように，「脳死」を「人の死」とするかどうかをめぐってである．多数意見は，脳死を「人の死」とすることは社会的に合意されているとしている．そして，少数意見として，「脳死」を死とすることは論理的根拠も，社会的合意もない．しかし，一定の条件が満たされれば，臓器移植に道を開くことには反対しないとしている．

つまり，脳死を「人の死」とすることは，社会的に合意されているという意見と，社会的に合意されていないという意見とで，真っ二つに分かれたのである．臨死臨調では，脳外科医の竹内一夫が作製した「竹内基準」を「医学的に十分な脳死判定ができる妥当なもの」であることを認めている．しかし，竹内は，「自らがつくった基準は「人の死たる脳死」を制定するためにつくられたものではない．あくまでも蘇生限界点（ポイント・オブ・ノーリターン）を越えたかどうかの判定基準でしかない．脳死が人の死といえるかどうかは別の問題である，竹内基準は死を定義するものではない」と述べている．

蘇生限界点を越えたということは，死のプロセスが不可逆的な進行を開始することであり，「もう助からない」ということである．しかし，少数意見の人は，蘇生限界点を超えたということが，「すでに死んでいる」ということではないと主張する．臓器移植を行う専門家は，少数意見の「脳死は人の死とは認めないが，臓器提供は認める」という考えは矛盾しているという．なぜなら，臓器を人の死と認めなければ生きている人から臓器を摘出することになる．そうすれば殺人になる．したがって，移植はできないではないかと述べ，だから，脳死が人の個体死であるという法律が必要だとした．このような議論を経て，前述したように1997年成立した臓器移植法では，「臓器移植を提供する場合に限って脳死を人の死とする」という条文ができ上がったのである．

ところで，臨死臨調答申骨子の少数意見にある「脳死を死とすることは論理的根拠も，社会的合意もない」とする考えの背後には，日本人一般の死生観が関与しているように思われる．

日本と比較すると，一般に欧米では，積極的に脳死体からの臓器移植が行われている．その基礎となっているのは，精神と身体を二分する心身二元論である．

日本では，心と身体，あるいは自然（物）とは連続しており，分割できないと考えている人が多い．つまり，日本人の考え方は，精神（心）と身体を一体としてみる一元論に近い．そして，死んでも，霊魂は生きており，生と死は連続していて，死者と生者とはつながっている．そのために生者は遺体や死者に感情移入しやすい．その結果，遺体や臓器を傷つけることは国民感情に馴染まない．そして，日本人は，死者である祖先と家族と個が深く結びついている．

欧米社会は，その多くが基本的には多民族国家であり，個の意識が強い．

だから，本人が脳死を死と考え，臓器提供を望むとするなら，その自己決定権を尊重しようとする立場に立つ．いわば個人主義の社会である．他方，日本では，個よりも，家族，先祖，遺体を重視する集団主義の文化をもっている．脳死や臓器移植について考える場合は，このような文化的風土の差や一般の日本人の国民感情というものを考慮しなければならない．

## 4 臓器提供者の遺族および臓器提供を受けた者のメンタルヘルス

臓器提供者の遺族および臓器提供を受けた者のメンタルヘルスを考える場合，移植コーディネーターの役割の重要性が注目されている．

わが国における臓器移植の歴史は，まだ始まったばかりである．それゆえ，未開拓の分野が多い．特に最近は臓器移植後，臓器提供者の遺族が抱える死別後悲嘆の問題が注目されている．その際，次のような事柄が問題となる．

まず第1に，遺族は，移植を施行された後，果たして臓器提供がよかったかどうか後悔の気持ちや罪責感に囚われることが少なくない．たとえば，本当に脳死の状態で移植手術が行われたのか，その手続きに誤りがなかったか．遺体は丁寧に扱われたか，配分は公平かつ公正に行われたか，医療者の説明は十分であったかといった事柄について，納得のゆく答えが得られないと，後悔や罪責感が生じてきて，精神的に不安定になることが多い．

移植コーディネーターは，このような事柄に関する情報を公開し，透明性を確保すると同時に，遺族のプライバシーを守るために努力しなければならない．さらに遺族は，マスコミの興味本位の報道にさらされたり，お金のために臓器を提供したのではないかといった世間の冷たい目に傷つくことが多い．移植コーディネーターは，このような遺族の悩みに対して，対応しなければならない．

第2に，遺族は，ドナーが提供した臓器が本当に役立っているのかということを気遣うものである．つまり彼らがレシピエントの生活態度，健康などについて，関心をもつのは当然である．現在，わが国では「匿名の原則」によりレシピエントの氏名は公開されていない．米国などでは，一部「匿名の原則」が破られ，ドナー遺族とレシピエントが対面する場面もあるようだ．今後わが国でも，この点について論議がなされるべきであろう．

いずれにしても，遺族の悲嘆援助に関しては，移植コーディネーターや移植にかかわる臨床心理士，精神科医などが，遺族に対して，ねぎらいの言葉かけや精神状態を含む安否の確認，レシピエントの経過の報告，ドナー遺族に対するお礼の手紙の投函，悲嘆カウンセリングなどを行う必要がある．また，これら援助者は，ドナーの遺族やレシピエントなどの自助グループの結成やワークショップの開催などの企画も行うことが望ましい．

ところで，移植に関して，精神的援助をする人々の仕事としてレシピエントに対する援助も重要である．レシピエントは，移植を受けた結果，病気から解放されると“命”を贈与されたことに対する感謝の念をもつ．しかし，その一方で，“せっかくいただいた命なのだから，それにふさわしい生き方をしなければ，ドナーやその遺族に申し訳ない”という気持ちになる．このようにドナー遺族から過大な期待をされているということは一種の負担感（プレッシャー）となって，レシピエントを心理的に追い込むことがある．

また，レシピエントは，移植後，拒絶反応を防止するために原則的に免疫抑制剤を服用し，健康管理にたえず注意し，定期的に通院して全身状態をチェックしてもらわなければならない．さらに，食事，睡眠，運動など規則正しい生活をすることが求められる．そして，いつ拒絶反応が起こるかわからないという不安をもつ．さらには，拒絶反応が実際に起こった場合，ドナー遺族やドナーに対する罪責感をもつ．そして，他の人間の臓器が，自分の身体のなかに埋め込まれたことに対する違和感をもち，精神的に不安定になることもある．援助者はこうした身体感覚（ボディイメージ）の変化についても，精神療法的なケアを行う必要がある．

# B 疾患の特性から生じる死の問題

## 1 エイズ患者の死の問題

UNAIDS（国連合同エイズ計画）の報告によれば，2014年末現在，世界の HIV 感染者・エイズ患者は3690万人に及ぶという．そして，新規 HIV 感染者数は年間200万人であり，120万人がエイズで死亡しており，これまですでに2530万人以上が死亡しているという．感染は，開発途上国に偏在しており，世界で最も HIV 感染が集中しているのはサハラ以南のアフリカ諸国で感染者数は2580万人に達するという．今後特に中国，インドネシアなどアジアでの感染が広がる可能性があり，地球規模の対策を講じない限り今後さらに感染者が増加する恐れがあるという．

そして，エイズ問題は母子感染が増えるだけでなく，家庭の支え手を失うことによる経済的影響も大きい．また，女性への暴力の増加も HIV 感染を拡大させており，2005年には成人の感染者のうち女性の割合が約半数に達した．このようにエイズは世界の安定に対する最大の脅威であるとともに，基本的人権にかかわる事柄であるとするのが社会的常識となりつつある．

現在，開発途上国での抗レトロウイルス（ARV）療法の普及が当面の大きな課題となっている．開発途上国において，このARV療法の普及を阻んでいる理由として，HIV感染症は抗ウイルス薬の治療がなければ，エイズを発症し死に至るが，抗ウイルス薬は，多剤併用療法（HAART）を行わなければならず，高価であること，治療インフラが欠如していること，現実のHAART継続例では，薬剤耐性と長期毒性が深刻な問題であること，さらに途上国では，飢饉や武力紛争，難民の発生に伴う住民の移動，家計や政府の収入の低下など，多くの解決しなければならない事柄が山積している．

さらに，エイズの感染治療や予防に際して，彼らを支える保健医療スタッフの養成システムが乏しいことなども障害となっている．一方，社会の側の問題としては，エイズに対する偏見や差別が今もって存在することも重視すべきである．エイズの場合，女性が犠牲になりやすいことに注目しなければならない．また，エイズは，麻薬や売春と密接な関連性がある[3)]．

HIV流行のためアフリカでは，国家の機能が低下したり，形骸化し実質的にはその機能が停止したところもあるという．このような事態をわれわれ日本人は，対岸の火事として，見過すわけにはいかない．ビデオ，テレビ，週刊誌によって強烈な性に関連する情報が繰り返し流されている．それと相関するかのごとくわが国でも性感染症（STD）やHIV感染者が急増している．

性感染症は，性行為を通じて起きる感染症の総称である．そのなかには，クラミジア感染症，淋病など細菌によるもの，尖圭コンジローマや性器ヘルペスなどウイルスによるものなどがある．クラミジア感染症や淋病など性感染症に罹患すると炎症部分にはリンパ球が集まる．エイズウイルスはリンパ球をとおして感染するので，そうした感染症に罹患するとエイズに感染する危険性が増す．このように，性感染症の広まった国でエイズがはやるのは世界の常識である．

近年，わが国では，主として10代の若者の人工妊娠中絶率と性感染症，HIV感染症が確実に増えている．これは，わが国の若者の間に無防備な性的ネットワークが広がっていることを示している．

エイズに罹患した患者は，大きな衝撃を受ける．その理由は，次のように分析できるのではないかと思われる．

エイズに対して病状を予防したり寛解させる薬物が登場したとはいえ，現時点では，完全に治癒できる病気ではないこと，再発や副作用の恐怖や不安をもちながら，一生抗エイズ薬を服用し続けなければならないこと，

---

3）M．ウィーズナー著，斉藤弘子，林素子訳：エイズの時代，保健同人社，1994．

薬物治療にかかる費用やエイズによる失職によって生ずる経済的困難，パートナーに対して自分がエイズであることを打ち明けた場合，相手を悲しませたり，最悪の場合，別れなければならないといった恐れをもって生きなければならないこと．パートナーに感染させた場合，エイズ患者のもつ罪責感，エイズが同性愛や売春，麻薬，不倫，不純異性交遊など反社会的行為を媒介として，感染することがわかっているので，世間に対して，エイズに罹患していることを公表しづらいこと，などが大きな問題点であることである．

エイズ患者を援助しようとする者は，次の点に留意する必要がある．

まず第1に，医療者が感染を恐れて治療を拒むことのないように，周知徹底する．

第2に，医療者は，検査や診断結果を本人にはっきりと知らせるとともに，エイズに関する様々な情報・知識を与え，患者教育を施すべきである．

医療者は患者にエイズであるという診断結果を知らせるべきであるが，その情報を第三者に知らせることは医療者の守秘義務の原則に違反する．ただし，HIV 感染がエイズの発症を促し，やがては死に至る経過をたどるために，患者の同意を得て，プライバシー保護の原則をはずして，例外的に，患者の配偶者，またはパートナーなどに対して，患者がエイズに罹患したことを伝えるべきであるとする考え方もある．米国でも，こうした医療者の行為を正当化する立法や判例が現れてきている．

しかし，他方で，たとえエイズに関する情報であっても，本人以外に伝えるべきでない，守秘義務はプライバシー保護のために必要である．そうでないと，就職，保険加入，社会的偏見などにおいて多くの差別を受けることになるという意見も強い．

患者がエイズに感染しており，手術が必要となった場合，手術に関与する医療者は，その事実は知らされるべきである．

第3に，エイズ患者に対して心理的・社会的援助が必要である．彼らは罪責感に囚われているから，その悩みや訴えをよく聞き，彼らの自己肯定感を育てる援助が特に必要である．また，病気による失業というケースが多いので，経済的な援助を可能にする制度の利用の仕方などを教えるべきである．

第4に，患者や家族教育の問題がある．エイズは感染する病気であることを患者に何度も繰り返し教え，「他人に害を与えないようにすること」．つまり，自分の病気を他人に感染させないような努力をするよう注意を促す必要がある．また家族に対して，エイズの知識についてよく教え，その予防や感染を防ぐよう留意してもらうべきである．

第5に，周囲の者のエイズ患者への対応の問題として，エイズ患者は不道徳な行為をしたのだから，苦しむのは当然の報いである，自業自得であると考えて，彼らを社会から隔離したり排除したりするのはよくない．むしろ，そのような重荷を社会の側や周囲の者も負い，共生する姿勢をもつべきである．

## 2 難病患者の死の問題

難病といっても，様々な疾患があるので，ここでは，典型的な難病といわれる筋萎縮性側索硬化症（amyotrophic lateral sclerosis；ALS）を例にとり，死とその周辺の問題について考えてみたい．

### 1）ALSとは

ALSは，随意運動系の筋肉の機能が徐々に麻痺する難治性疾患である．はじめ四肢筋の機能が低下し始め，歩行障害を訴えるようになる場合と，舌の萎縮や構音障害や嚥下障害を生ずるケースがある．いずれにせよ，最終的には呼吸機能障害が生じ死に至る．病気の進行は比較的早いのが特徴で，例外はあるが一般的に発病してから5年以内に死亡するといわれている．本人は最後まで意識ははっきりしているので，真綿で首を締められるように身体機能が低下していくこの疾患は，悲惨な病気であるといえよう．

病勢が進行するにつれて，呼吸機能障害をきたし，気管切開をしなければならなくなるため，発声もできなくなり，言語的コミュニケーションの手段が断たれる．そして，最終的には，移動，排尿，排便，食事などができなくなり，全介護状態になる．また，呼吸機能障害をきたしたときは，自力では無理になった呼吸を機械が代って行わなければならないので，人工呼吸器の装着が必要となる．

なお，ALSは60～65歳代の男性の発症が多く，わが国では4000人程度の患者がいるといわれる．

### 2）病名告知と人工呼吸器の装着の可否について

ALSの患者が病名告知を受けた時の衝撃は大きい．予後の悪い病気であること，ある期間内に確実に死ぬことがわかっているため，病名を告げられたとき「頭が真っ白になった」「なんで自分に限ってこんな病気になったのか」と絶望感に襲われ，涙が枯れるまで泣いたという人は少なくない．治療者は，ALSに関する確かな情報を一刻も早く伝える必要がある．そのことが患者の精神を安定させる．

ところで，ALSの患者の場合，すでに述べたように呼吸筋の機能が低下してきた段階で，呼吸を維持するために，人工呼吸器が使用される．この人工呼吸器は，痰が喉に詰まったり管がはずれると死につながるため，24時間常時監視が必要となる．そのために医療施設側では，看護体制，救急体制などを確保しなければならず，病院によっては，装着の適応例であっても，人工呼吸器装着を拒否するところもある．また，家族側も，経済的負担や介護力を考え，装着を諦める場合もある．さらに，患者本人の意思で装着を拒む場合があり，このようなケースでは，後に述べる安楽死など，生命倫理上の問題が生ずる．いずれにせよ，人工呼吸器装着の可否をめぐっては，医療者側の見解だけでなく，患者本人，家族などとの合意形成が必要である．

### 3）ALS を取り巻く心理・社会的側面

ALS は慢性疾患であり，長期間死の不安と向き合わなければならない．また，理由なくよく笑い（強制笑い），よく泣く（強制号泣）など，情動失禁や不眠が生じることがある．しかも，身体的機能が低下するため，その障害をどう受容するかということも問題になる．

社会福祉的な問題点としては，ALS に罹患した場合，身体障害者手帳の取得が，種々の援助を受けるための証明となるため必要であるが，すべての患者が，喜んで手帳の申請を行うとは限らない．つまり，手帳を取得するということは，いわゆる患者という「病者」から「障害者」に自らの立場が変わることであって，障害を受容することを象徴する行為なのである．そのために，その行為自体に抵抗をもつ人が少なくない．つまり，手帳の取得は，家族全体にとって恥である，職場に知れると自分の立場が不利になると考える人が今も多い．

また，ALS 患者の介護にあたっては，地域のヘルパーや看護師，家庭医の協力が不可欠だが，人に知られるから，介護のため巡回する車を門の前で止めてもらっては困る，家の恥だから援助者が家に入ってもらいたくないと訴える人が多い．しかし，このような閉鎖的態度を続けていると，その家族の物理的・精神的負担が大きくなり，病状が悪化し，入退院を繰り返すという悪循環に陥る．このような事情が明らかになった場合，なんらかの形で様々な社会資源が投入される必要がある．なお，身体障害をもっていても，できるかぎり健常者と同じ意識をもって生活できるよう，社会全体にノーマライゼーションの思想が浸透することが大切である．

## 3　精神障害者の死の問題

ここでは，精神障害者が，死に対してどのような考え方をもっているかという点に焦点を絞って考えてみたい．

### 1）うつ病

うつ病患者が死について考えるのは，頑固な不眠，強い焦燥感，心気的訴え，厭世感，劣等感，罪責感があるときである．彼らは孤立感や怒り，自己嫌悪，不安などに脅かされている．また，共通してみられるのは，認知の歪みである．彼らは，あらゆる事象に対してマイナス思考をもつ．つまり，自分は何の価値もない人間だと思い，絶望感に囚われる．

死にたいと訴えるうつ病患者の発病状況を探ってゆくと，家庭や職場内に葛藤要因があるものが多い．またアルコールに対する依存傾向のあるもの，幼少時，親や親しい人との離別や死別体験をもつもの，過去に当事者あるいは家族内に，精神病や自殺未遂や既遂の既往があるものは自殺の可能性があり要注意である．また，環境要因がみあたらなくても，うつ病の遺伝要因が濃厚で，脳内の神経伝達物質セロトニンの機能代謝不全がある場合は，環境要因の関与がなくてもうつ状態に悩むことになるといわれている．

なお，うつ病患者の自殺は，発病期と回復期に集中している．また，中等度以上のうつ病の場合，全患者の10～15%が自殺するという．最近では，破産や失業などによる中年のうつ病による自殺が増加していることは注目すべきである．長びく不況やリストラ，過労などとうつ病による自殺率の増加とは決して無関係とはいえない．うつ病には遺伝要因だけでなく，環境要因が深く関与していることを知らなければならない．

### 2）統合失調症（精神分裂病）

統合失調症と死との関連性について考える場合，まず幻覚や妄想と結びついていることが多い．つまり，患者は，死を促す妄想や幻覚に支配されて死を選ぶことがある．具体的には，「死ね」といった命令調の幻聴が聞こえてきたり，「お前は馬鹿だ」という声が聞こえ，自分が嘲笑されているような被害妄想に促されて，自殺を試みることがある．このような幻覚や妄想による自殺は，周囲の人々にとってなかなか了解しにくいので，唐突な印象を与えることが多い．このような幻聴，妄想に迫られての自殺は，本人の責任能力を超えるものであり，その行為を非難することは慎まなければならないし，また，その予測や予防は困難であるといえよう．

また，総合失調症の場合，時に自らの衝動性や攻撃性をコントロールする能力が欠如することがある．そのようなケースでは，突然，高層ビルからの飛び下りや列車への飛び込みなど，過激な手段でしかも致死率が高い自殺行為が認められることがある．このようなケースの心理機制としては，自己と他者に向かう攻撃性や衝動性からのカタルシスとして自殺行為が選ばれると考えられる．

統合失調症の場合，前記の幻覚や妄想などの病的体験因子や衝動因子だけではなく，悲哀感，罪責感，孤立感，劣等感，空虚感など病気にかかったことによる抑うつ感情に起因する自殺も無視できない．このなかには，「なぜ自分だけが，こんな不治の病に苦しまなければならないのか」といった実存的・スピリチュアルな因子も関与していることが多い．また，攻撃性の亢進とともに，他者を傷つけたり，犯罪を起こすことによって死刑を望むといった一種の間接自殺もある．心理機制としては，淋しさや悲しみからの逃避や解放，あるいは自己救済の手段として，自殺という行為が用いられる．このような事例においては，病状が改善し，病識が出現し始めた時期に行われることが多い．

ところで，統合失調症の場合，陰性症状といわれる無為，自閉，感情の鈍麻，意欲の減退などの症状が前面に出ていて，家族や職場の人々との共感性が低下することが少なくない．このような現象が起きる理由は，病気による現実感覚の低下，認知機能の障害，疎隔体験，常識の欠如によるところが大きい．そして，このような症状の出現によって，患者は，職場や家族のなかで対人関係における葛藤を引き起こしやすくなる．これを2次的障害とよぶ人もいる．そして，このような葛藤が引き金になって，自殺するケースがあることも銘記しておく必要がある．

そのほか，統合失調症と死について考える場合，忘れてはならないのは，薬物との関係である．向精神薬のなかには急激に他の薬剤に変更することにより，目覚め現象といわれる賦活効果が現れることがあり，その影響によって，焦燥感や不安感が高まり自殺の原因となることがある．さらに，副作用の出現による投薬の中止による症状の悪化や副作用としてのアカシジアによる焦燥感，抑うつなどにより，自殺念慮が亢進することがある．それゆえ，薬物の中断，増量，変更時には，細心の注意が必要である．

また，統合失調症の治療に使用する向精神薬や抗うつ薬などが，骨髄や肝臓，内分泌機能，造血機能，腎や消化機能を破壊し，死に至らしめることがある．たとえば，向精神薬の投与による悪性症候群，肝不全，糖尿病性昏睡，腸重積などによって死に至ることがある．

### 3）人格障害

人格障害という概念は，1980年以降米国精神医学会が提出したDSM－ⅢおよびⅣ（精神障害の分類とその手引き）およびWHO（世界保健機関）によるICD－10（国際疾病分類）において，初めて登場した．そして，近年，精神医学の分野で注目されてきている病態である．人格障害の分類は，DSM－Ⅳによると10種のサブタイトルに分けられる．ここでは，そのなかでも死に関連する病態を呈しやすい人格障害として，自己愛性人格障害と境界型人格障害について言及することにする．

自己愛性人格障害は，誇大的・自己愛的構えが目立つ．たとえば，自分の才能や業績，容姿を顕示し，自己中心的な行動をとる．他人の評価や賞讃に敏感で，万能感にとらわれやすい．自分の目標を達成するために他人を利用し操作しようとする．そのために，他者に対する共感性を欠き，自らの欲望を達成することができないと，他害行為に走りやすい．しかも彼らは，内省力に欠け，罪責感に乏しい．

境界型人格障害は，現実に，または想像のなかで見捨られ体験がある．そして，他者に対して，理想化とこき下ろしとの両極端を揺れ動き，評価の揺れが大きく，不安定な対人関係をもつことが特徴である．また，不安定な自己像や自己意識をもっている．さらに，強い不安感や失快感症（アンヘドニア），焦燥感，慢性的な空虚感，不適切で激しい怒りなどが認められ，衝動的な浪費，性的逸脱行為，薬物乱用，過食，拒食，リストカットの例が報告されている．これらの人格障害患者は自殺という転帰をとるケースが少なくない．

### 4）アルコール依存症およびアルコール精神病（特にアルコール幻覚症）

アルコール依存症者は，覚醒剤など他の薬物依存症者と並んで自殺が多いことはよく知られている．彼らは飲酒したいという強迫的衝動に絶えず突き動かされるため，その欲求を抑制し，適切な飲酒量を保つことができず，反復しかつ過剰にアルコールを飲んでしまう．

アルコール依存症になると，自発性や作業能力が低下し，不機嫌になりやすい．職場では，遅刻や無断欠勤や事故が増え，上司や同僚，部下との人間関係においても衝突することが多くなり，そのために失職するケースも少なくない．また，家庭内においても，飲酒による浪費やそれに伴う経済的困難，配偶者や子どもたちとのけんかなどにより家庭崩壊をきたし，離婚や失踪，遺棄などが目立つようになる．さらに，非行や犯罪，事故などに巻き込まれることが多い．

アルコール依存症者は，最終的には職と家庭を失い単身者となり，生活保護や障害年金を受け，孤立感と絶望感をもち，社会的死とよばれる状態に陥る．しかも，往年の多量の飲酒により，肝機能や心臓機能，腎機能が冒され，自殺や身体疾患の増悪化によって人生の結末を迎えることが多い．

このように依存症自体が死に向かう行為なのである．生活保護受給者に転落しても，飲酒をやめることができず，社会福祉事務所の職員とけんかになり，保護を打ち切られ，追い詰められ，自殺するケースもある．このようなアルコール依存症者の自己破壊行動を，慢性ないし部分的自殺であるとみなす学者もいる．

ところで，アルコール精神病のなかでもアルコール幻覚症は，アルコール依存症が基盤となって発症する．この疾患は多量の飲酒の後，急に症状が顕在化する．たとえば，命令する声や非難する声，悪いうわさ話などの幻聴や被害妄想や追跡妄想などが現れる．中傷や非難などを中心とする内容の幻覚（特に幻聴）や妄想が多いため，こうした妄想や幻覚に促されて他害行為や自傷（自殺）に及ぶケースも少なくない．なお，アルコール精神病において嫉妬妄想が現れることがある．こうした患者は，アルコールを多量にしかも長期間飲み続けたため勃起不能に陥り，性的コンプレックスをもち，自信喪失感や嫉妬心や，猜疑心にとらわれ，最終的には嫉妬妄想へと発展，そのために配偶者との人間関係が崩れ自殺や他害行為に及ぶことがある．

## C 流産，死産，中絶をめぐる問題

医療が発展するにつれ，周産期の医学や医療も著しく進歩・発達した．その結果，過去には多数の母子が出産前後に命を落としたが，今では周産期における胎児や新生児の死亡率や妊婦の死亡者数は激減した．その理由は多くあるが，出産場所が自宅から病院へと変わり，医療管理下に移されたことにより，出産の安全や緊急対応が可能になったことと関係がある．このような社会背景のなかで，現代においては妊娠や出産は喜びであり，母子ともに健康なことは当たり前であると考えるようになっている．

しかし，周産期医療の発達にもかかわらず，妊娠満12週～15週未満の自然死産の数は2015（平成27）年統計では3290件であった．また，出産後１週間未満に死亡する新生児の数は700人を数える．自然流産は全妊娠の10～15%に起こるというから，その件数はかなりの数になるといえよう．

妊娠とそれに伴う出産は，母親はもちろんのこと，配偶者やその家族にとって，新しい生命の誕生として期待され，楽しみに待たれる出来事である．そのために，胎児や出生直後の新生児の死亡は，特に母親にとって，予測も及ばなかったこととして大きな心の傷となる．母親とその家族にとって，その心の傷は深く，彼らは誕生と死とを同時に経験する．つまり「誕生死」なのである．母親は，胎児や新生児の死によって自分のからだの一部を失ったように思う．また，自分が産む性として失敗したという感情に囚われ，自尊心と誇りは砕かれる．また，誕生を心待ちにしていた家族に対して，期待を裏切ってしまったという罪責感に苦しめられる．さらに，彼女は，亡くなった胎児や新生児と離別のための悲嘆体験をもつ．

いずれにしても，自・他の愛着対象の喪失に伴う悲嘆の感情は，配偶者や乳幼児を亡くした場合とあまり違わないといわれている．

ここで，胎児や新生児を亡くした母親や，その配偶者およびその家族の悲嘆反応について言及しておきたいと思う．

死亡を告げられた直後，母親は，まずパニックないしショック状態に陥る．彼女らの多くは「周囲の人が何か言っていることはわかるが，何を意味するかわからない」「何を言われたか忘れた」「ぼんやりとしていた」「時間が止まったようだ」「感情が死んだようになってしまい涙も出ない」と訴える．また，「もしかしたら子どもは生きているのではないか」「私だけがどうして，こんなひどい目に合うのか」などということもある．

次いで，情緒的反応が現れ，悲哀感を訴えたり泣いたり，涙が出ることもある．さらに医療者の治療方法が悪い，説明が十分でなかった，医師間で治療についての見解が異なるなど，医療者の対応を非難したり，自分が苦しんでいるのに夫はいつも何事もなかったようにスヤスヤ寝ているなど，夫に対する怒りの感情を現わすこともある．

情緒反応で最も大きな心の傷や悲哀感情を引き起こす要因となるのが，罪責感と後悔の念である．すなわち，自分が健康な子どもを育てることができなかったことへの無力感，悔やみ，無念な気持ちに囚われる．つまり子どもの死は，自分の責任や失敗，落度によると考え，一方的に自分を非難してしまう．具体的には，「力仕事をしなければよかった」「病院に出かけるのが遅かった」「胎動のないのを気づくのが遅かった」などである．そのほか，身体症状として，食欲不振，不眠，体重減少などが認められることがある．また，胎児や新生児を失った後，乳房が張る痛みを覚え，母乳を与える赤ん坊がいないことを思い出し，あらためて悲しみの感情を訴えることもある．

胎児や新生児を亡くした母親は，一般的にいって妊娠期間が長いほど悲嘆が強いといわれている．また，上の子がすでにいるからといって亡くした子どもへの悲しみが軽減されるわけではない．「また子どもを産めば悲しみも和らぐ」といった言葉かけは，ますます彼女の悲しみを増幅させることを知っておくべきである．

そのほか，母親の年齢や，妊娠中にどれほどメンタルヘルスに留意していたか，夫が終始病院内で付き添っていたが，夫との間に信頼関係があったかなど，夫婦関係や家族内のコミュニケーションの有無，母親が孤独でなかったかどうかということが，悲嘆の緩和に関係する．また，亡くなった胎児や新生児に面会し，触れ抱くといった経験は，母親の視覚や触覚に訴えて死を認知することになり，喪の仕事を進展させるために大切な要因となる．また，母親や家族に対して，医療者が胎児や新生児の死因について，科学的立場から説明し，情報を提供しておくことも重要である．

日本の法律によれば，妊娠12週以降の死産の場合，規程に基づき７日以内に役所に届け出を行わなければならない．死産であるときは，命名はなく，死亡届は提出するが戸籍には記載されない．しかし，名前をつけることは，たとえ胎児や新生児であっても一個の人格を認めることであり，意味があると考えられる．

死亡届を提出後，家族は，埋葬法に基づき死産児，新生児を埋葬しなければならない．葬儀は家族全体の喪の悲しみを軽減，緩和する手段として大切である．そのほかにも，母親をはじめ家族の悲しみをありのまま受け入れ，感情を非言語的あるいは言語的に表現できる環境をつくり出すことが必要である．また，援助を図る人たちは，傾聴できる能力を養うとともに，母親と父親の悲嘆表現に違いがあることを遺族に知らせるべきである．

# D 自殺をめぐる問題

自殺をめぐる問題は，様々な角度から考察することができるが，ここでは，主として，自殺予防（pvevention）の問題と，身内の人に自殺された遺族のグリーフケア——悲嘆援助（post-vention）の問題について考えてみたい．

## 1 自殺予防について

「自殺は，予防ができるか」という問いは，「他殺行為を予知したり，予測できるか」という問いと同様に非常に難しいテーマである．おそらく，過去の経験則によって，ある程度，自殺の予測はつくとしても，正確に予知し，防ぐことは不可能であろう．しかし，自殺未遂者や既遂者が自殺行為を行う以前の言動を分析すると，自殺の危険因子と自殺を行う際の予兆について，ある程度明らかにすることができる場合もある．

まずはじめに，自殺の危険因子について考えると，家族や当事者に精神障害や自殺の未遂歴があること，離婚・死別などによる単身者が多いこと，難治性の身体疾患に罹患していること，高齢者で男性が多いこと，種々の喪失体験（たとえば，子どもの死，失業，破産，失恋など）をもつこと，周囲から孤立し将来に対する見通しが立たないことなどがあげられる．

家族や学校，職場，地域，教会など自分の属する集団があっても，そのなかで人と人との関係性が切断され，孤独の状態にあれば，自殺の危険性は高まる．また，事故傾性といって，交通事故を起こしたり，性的トラブル，ギャンブル依存，多額の借金，失踪，過剰な薬物の服用などが見出されるときは，自殺の可能性がある．

次に，自殺を予知させるようないわゆる予告徴候について考えてみたい．

まず，自殺をしようとする人は，何らかの形で，その意思を表出しようとする．具体的には，「死にたい」「もう生きたくない」「自殺したいので，その方法を教えてほしい」などという場合は，注意が必要である．そのほか，直接言語化するわけではないが，遺書を書いたり，死をテーマとする絵を書いたり，自殺について記した本を読みあさることもある．また「もう楽になりたい」「旅に出たい」「つらくて生きてゆくのが苦しい」など，間接的に自殺をほのめかすこともある．

自殺を行う際の行動的徴候として，部屋の中をきれいに片付ける，刃物や紐を用意する，くすりを飲んでフラフラの状態となる，借りていた本やお金や物を返す，自殺する計画を立てたり，自殺を行おうとする場所を下見に行くなどの行動がみられたら要注意である．また，他者と交わらなくなり引きこもりがちになるときも危険である．

## 2 自殺された遺族のグリーフケアについて

日本において，2015（平成27）年概数の全死亡者数は129万428人であるから，自殺者２万3121人の占める割合は，1.8%である．自殺未遂者は，自殺者の10倍はいるという．ところで，毎年自殺者が約３万人いるとすると，１人の自殺者の背後に５人の遺族がいるというから，身内に自殺された遺族が毎年15万人発生していることになる．

自殺は不慮の死ないし非業の死であり，このような形態の突然死は，予測できないことが多く，遺族の激しい悲嘆反応を引き起こすことが少なくない．普通，死別に伴う悲嘆反応は，１年から２年たつと軽快するといわれているが，身内の自殺を体験した遺族は，５年，10年経過しても，その心の傷が癒えず，病的悲嘆へ進んでいくケースも決してまれではない．

ここで，身内の自殺を経験した遺族がなぜ，病的あるいは慢性悲嘆に陥りやすいのか，その原因について考えてみたい．

### 1）自殺への偏見

現代の日本社会には，自殺を認めない精神や風土がある．このような風潮は，田舎にいくほど強い．因襲的な伝統社会である田舎は，今もって，自殺者が出ると，親戚の結婚，就職，出世などに影響するといわれ，最悪の場合，村八分になるか，その地域に住めなくなることもあるという．それゆえ，自殺であることを公表するケースはまれである．

また，現代人のなかには，「生きたくても生きられない人がいるのに，何で頑張ろうとしないのだ，自殺者は弱い人で卑怯だ」「何で，自殺した人の遺族をそんなにケアするのか．死ぬのは当人の勝手だろ」といった発言をする人がまれではない．遺族は，こうした自殺者やその家族に対する偏見に耐えていかなければならない．このような無言の圧力があることを知っている遺族は，自殺者と家の名誉を守るために，自殺の事実を隠してしまう．田舎であろうと都市に住んでいようと，このように自殺者およびその遺族に冷たい視線が投げかけられる背景には，業績や生産性，仕事や能力を重んじる価値観を多くの人々が絶対視しているからにほかならない．このような考え方をする人々にとって自殺した人およびその遺族は，社会の落後者，敗残者であり敗者なのである．

ところで，自殺の場合，その死因をめぐって疑問視されることが多く，検死のために警察の介入がある場合がある．そうすると，遺族は，あたかも犯罪人のように扱われ嫌な気分になるという．さらに，警察が関与すると事件になり，新聞にのることもある．その結果人々の好奇の目にさらされることになる．すでに述べたように，自殺が公になったばかりにその土地から他の土地に転居せざるをえなくなった人もいる．

宗教と自殺との関係では，仏教もキリスト教も，原則的には，「命を殺す」ことに対しては，批判的である．特にキリスト教社会では，アウグスティヌスなど著名な学者が主として殉教を防止する目的で自殺に対し非寛容な態度をとるようになった．こうした自殺に否定的な考え方が，後に“一人歩き”してしまい，自殺者に対して教会での葬儀や埋葬さえしてもらえない時代が続いた．しかし，最近では，精神障害のために責任能力や自由意思能力が低下することによって行われた自殺については，好意的な判断をする必要があるとの宗教的姿勢が，教会側にみられるようになった．このような宗教側の姿勢の変化の背景には，自殺者の心理構造の分析が進むとともに，精神障害が生物学的な病気（脳内の神経伝達物質―主としてセロトニン系の異常)が，明らかになってきたことと無関係ではないだろう．

### 2）自殺者の遺族の心理

次に自殺者の遺族の心理についてまとめておきたい．

第1に，自殺者の遺族に最も多くみられるのは，罪責感である．彼らにはなぜ自分が自殺を予防できなかったのか，自殺を予告するサインを見落したのではないかといった後悔や罪責感，屈辱感がある．

第2に，怒りや敵意，恨みの感情がある．このような感情は医療者に向けられることが多い．自殺者は自殺を決行する前に，長期間にわたって，精神科医の治療を受けていたというケースが多い．それゆえ，遺族にとっては，「なぜ，治療してくれなかったのか」という恨みの感情がある．また，故人に対しては，なぜ，こんな悲しみを遺族に残して死んだのかという怒りの気持ちがある．さらに，偏見をもって見る世間一般に対して，猜疑心，不信感，被害感をもつ．つまり遺族は，医療者や自殺者や世間のすべてから見捨てられたという気持ちをもっている．

第3に，自殺を行った者の遺族は，両価的感情に悩んでいる．つまり彼らは世間の批判を恐れ，事実を隠し，表面的には明るく，活動的に振る舞っている．しかし，このように自らの悲嘆を隠蔽し，抑圧・防衛しようという心理が働くと同時に，何とかして社会的支援を受けたい，助けてもらいたいという願望ももっている．このように相矛盾した，両価的な感情に遺族は苦しむ．

第4に，自殺者の遺族は，故人や家族の名誉を守り，恥や罪責の感情から，その死を公にしないことが多い．このことはすでに述べたとおりである．そのために公的に葬儀をしないこともある．そもそも葬儀とは，死者との別れの儀式であると同時に，仲間や友人，親戚，家族が集い，悲しみを分ち合い，語り合い，互いを癒すための場でもある．ところが葬儀を行わない場合，こうしたグリーフケアの場がないことになり，悲嘆は抑圧される．

第5に，遺族と治療者との関係が問題になる．前述したように，自殺既遂者は，生前，長期間にわたって医療者の治療を受けていた人が多い．遺族の立場に立ってみれば，なぜ，生前適切な処置をとってくれなかったのか，どうして治してくれなかったのかといった不満，さらには敵意や不信感などをもっていることが多いので，たとえ彼らが，病的悲嘆や慢性悲嘆に陥ったとしても，精神科医やカウンセラーなどといった専門家に相談することに対して抵抗感を感じる人が多い．そうすると，彼らの悲嘆は，ますます抑圧されていってしまう．

### 3）自殺者の遺族への対応

それでは，このような自殺者の遺族に対してどのように対応すればよいのであろうか．この点について，最後に言及しておきたいと思う．

まず第1に，このような悲しみ，苦しみを，安心して表現できる安全な場所を確保する必要がある．具体的には，プライバシーが保証される空間が必要である．そのためには，同じ体験をもった人が語り合い，励まし合い，分かち合えるような自助グループに参加するのも一つの方法である．また，自助グループがお互いに傷のなめ合いにならないように，専門的に訓練を受けたスーパーバイザーがいて，適切な指導を行う場合もある．

第2に，個人的に信頼のおける，しかもプライバシーを守ることが法的に義務づけられている経験のある専門家の援助を受けることも，選択肢の一つに入れておく．

このような自助グループや専門家の援助によって，心を開き，語り，聞き，物語るなかで，各自が心の整理をつけ，自己洞察を深めていく．

第3に，絵や文章を書いたり，音楽を聞いたり，旅に出て，心を癒やす方法もある．

第4に，自殺者は，その多くがいわば“精神における不治の病い”にかかったようなものであるという認識を遺族にもってもらう必要がある．われわれは，もちろん，自殺を予防するよう努力すべきであると考えている．しかし，人間の命に限界があるように，病に冒された精神にも限界があるのである．具体的には，脳内の神経伝達物質であるドパミンやセロトニンの代謝異常などによって，当事者の自己制御能力を上回る死への衝動性が不可逆的になることがあることを，一般の人々や遺族にもよく知ってもらう必要がある．

第5に，悲しみは，人格的成長を促すということを伝えるべきである．たとえば，多くの遺族は，自助グループに参加した経験をとおして，精神的に成長し他者に対して優しくなれたと述べている．

自助グループのなかで，彼らは，悲しみの意味や役割を徐々に語り始める．それと同時に，他の多くの悲しめる人々に関心をもつようになる．このような語り合いのなかで，各自が死者の前で，恥ずかしくない生き方をすることが，悲しみの意味を明らかにし，悲しみを受け入れ，かつそのことが，死者に対する，責任ある応答となるという気づきを与えられるのである．

# 2 患者の人権，ケアにかかわる現代医療の課題

## A 医の倫理と患者の人権

### 1 延命治療をめぐる問題と医の倫理

#### 1）延命治療の問題点

科学技術の発達により，医療・医学技術が人間の命をコントロールし，ある程度，延命や救命ができるようになった．そのこと自体が，人類にとって，大きな福音となったことは間違いない事実である．しかし，本人や

家族から十分な同意を得ず，臨床研究目的で行われる治療や莫大な医療費がかさむ延命中心の医療に対して，患者や家族の側から多くの批判が出されるようになった．

また，点滴チューブや導尿チューブなど様々な管につながれ，気管切開が施行され，心電図をとるためのモニター電極をつけられ，ICU に収容され濃厚治療が行われている患者をスパゲティ状態の患者というが，実は医療の現場で，このようなケースが増えている．このような治療的取り組みは，健康の回復を目的になされるものであるが，それが，ただ“生かされている”だけで，やがて終末を迎えるのであれば問題である．患者や家族にとってこの間の苦しみは一体なんであったのかという疑問が出てくるのは当然である．

さらに，死の直前，蘇生術を行うために，病室に多くの医療機械が持ち込まれたり，人工呼吸を行うという理由で，家族に退室するように告げられ，呼び入れられたときにはすでに患者は死んでいたなどという例も耳にする．このような終末期から死の直前に至る医療の介入をみていくと，医療の現場では自然な死に方が難しくなってきたのではないかという印象を受ける．また，末期患者のケースだけでなく，前述した ALS の患者や植物状態に陥った患者に人工呼吸器をつけるか否かという問題も，医療倫理上検討されなければならないことと思われる．

第 2 次世界大戦後から近年までの医療には，尊厳をもって，命の終わりを迎えるという思想が薄かったといえる．そこで近年，回復の見込みのない終末期の患者に対しては，医療側の自由裁量で勝手な選択をしてはいけないのではないかという考えが出てきた．末期医療において，いわゆる生命の量より生命の質（quality of life；QOL）の重要性が指摘されるようになったのは，このような背景による．

### 2）自己決定権

これまでの医療の現場においては，医師の延命救命義務が常に患者や家族の自己決定より優位に立ってきた．このような治療優先の考え方とパターナリズムとは密接な関連性がある．パターナリズムという言葉は，温情（干渉）主義とか家長主義などと訳されている．親が何も知らない子どもに対して，全面的に庇護するという意味で用いられることが多かった．それゆえ，家長である父親と子どもとの関係，医師と患者との関係などが，パターナリズムの伝統的・古典的モデルと考えられてきた．

特に，医師の場合は，ピポクラテス以来，伝統的に患者に対して，このようなパターナリステックな態度を遵守してきた．医師の倫理綱領としてよく知られる「ヒポクラテスの誓い」なども，一貫してパターナリステックな思想が流れている．患者の意見や自由，つまり，患者の権利を尊重せずに，医師が患者の心やからだに強制的に介入することが問題視されずにきたのは，治療という大義名分があるからである．そうでなければ，医師は傷害罪や不法行為に問われるであろう．

終末期に至り，治療の価値が低下したとき，つまり，死期が迫ってきて，根治的かつ積極的な抗腫瘍（化学）療法や救命救急医療はもちろんのこと，姑息的延命医療もあまり効果を期待することができず，もはや蘇生術しか施せないようになったとき，パターナリステックな思考は意味をもたなくなる．

延命医療は，特に終末期医療の場合決して，絶対的な価値をもたない．末期においては，生命の量，つまり１分１秒でも長く生きることは，相対的な価値しかもっていない．もちろん，患者が最後まで苦しみに耐え，残される者とのコミュニケーションを大切にし，ターミナルの「時」を有意義に過ごす生き方も，生命の尊厳という名にふさわしい．他方，自らの激痛に耐えることをいさぎよしとせず，しかも周囲に対して遠慮をしながら生きることが苦しいと考える人が，たとえ生命が短縮されることがわかっていたとしても，鎮静化（セデーション）を希望することは了解可能である．

このように，終末期医療における延命医療の問題は，医師のパターナリズムが機能しなくなり，患者や家族の自己決定，つまり患者や家族，その中でも特に患者の意思が，決定的に重要になる．

患者の人格を認め，患者を人間として尊重すること，つまり患者が医療の価値判断の主体であることを確認することが，命の終わりに到達したとき大切な倫理となりえよう．このように人生が最期の時を迎えるにあたって，患者が自己決定する時代が到来しつつあるように思われる．なお，患者がこのように自己決定できるためには，健康なときから自分の価値観，死生観，人生観を確立しておく必要がある．

### 3）自己決定権の具体例

自己決定権は医療の現場の中で，どのような形で問題になって現れてくるのであろうか．ここでは，２，３の事例をあげながら自己決定のあり方について説明を加えておきたい．

米国においては，患者自身や家族が意味のないと思われる延命処置に対して，医療側にその拒否を訴える裁判事例が報告されている．そのなかで最も有名なのは「クインラン事件」である．この事件は「カレン事件」ともいわれる．これは，回復の見込みもなく植物状態に陥り人工呼吸器につながれたカレン・クインランという娘の両親が，機械に頼らず自然に死なせるべきだと主張し，米国ニュージャージー州の裁判所に訴訟を起こした事件である．

この裁判では，意識のないまま長期間生かされるのがよいのか，あるいは自然に任せ，死を迎えさせたほうがよいかということが問題になった．結局，裁判所の判決に基づき，彼女のからだに装着されていた人工呼吸器ははずされたが，それでもなお彼女の自発呼吸は続いていた．その後，水分や栄養の補給は継続され，結局10年間の長きにわたり生命は維持された．

注目すべきことにこのクインラン事件（カレン事件）が契機となって，1976年，カリフォルニア州で世界最初のリビング・ウィル（生前に発動する遺言）を盛り込んだ「自然死法」が成立した．この法律によって，回復の見込みがない状態になったとき，健康時，あらかじめ本人が「死なせてほしい」あるいは「医療行為はしてほしくない」と意思表示しておけば，自然に死ぬことができるよう定められた．通常の遺言は，それを書いた人が死亡してから効力を発揮するが，リビング・ウィルは，生前にその意思を表明しておくと，その人が命のあるうちに効力を発する．具体的には，患者が生前，延命措置を拒否するということを書面で意思表示しておくと，医師は，仮にその患者が意思表明が不可能になった場合でも，その治療をやめることができる．このような書面による事前の意思表明がリビング・ウィルである．

なお，米国では，州によっては，患者が意思表示できなくなったときに，患者の意思に反して治療が行われないように事前に意思表示しておくこと，つまり患者自身が自分の治療に関して最終判断を前もって指示しておく制度が普及しており，「事前指示」（アドバンス・ディレクティブ）とよんでいる[4]．

米国では，カルテの表紙にDNR（Do Not Resuscitate）という文字が書かれてあれば，「本人が蘇生術を望まない」ということを示したものとされ，医療者は延命のための蘇生術は行わない．

ところで，米国では，延命治療に関する生命倫理上の問題になったクインラン事件以外に，もう一つ重要な裁判になった事件がある．それが有名なクルーザン事件である．ナンシー・クルーザンは，1983年，自分の乗っている自動車が木に衝突，植物状態に陥った．彼女の両親は，ナンシーの生命を維持している栄養と水分を補給する処置を中止するよう裁判所に訴えた．これに対してミズーリ州高等裁判所は，これらの処置を中止する許可を与えた．他方，ミズーリ州最高裁判所と連邦最高裁判所は，本人の意思が不明確であるとの理由でミズーリ州最高裁判所の判決を破棄した．その後，ナンシーの友人たちが，ナンシーは死ぬ前に，「もし自分が植物

4）K．シェンマー，恩田威一訳：医療倫理の拠りどころ，日本看護協会出版会，2001，p.133.

状態に陥り，回復するチャンスがなくなったら，人工的に生かすようなことはしてもらいたくない」と語っていたと証言．本人のこうした生前の意思が確認されたため，両親の主張が受け入れられ，ナンシーに装着されていたチューブが抜かれ，水分の補給と栄養分補給が停止され，その結果死亡した．

このクルーザン事件が，延命医療の生命倫理に関して大きな影響を与えた重大なポイントは，連邦最高裁のレベルで，本人の意思がはっきりしていれば，「死ぬ権利」あるいは「死を選択する権利」が認められたという点にある．

クインラン（カレン）事件に対する判決と，「自然死法」の成立および「アドバンス・ディレクティブ」「DNR」，さらにはクルーザン事件の「死ぬ権利」を選択することを是とする判決といった，一連の延命医療に対する公的機関の判断や法の制定の背後には，患者の「知る権利」や「死ぬ権利」の擁護，インフォームドコンセント（納得の上での合意）の定着，命の終わりの尊厳と患者の自己決定権の普及・浸透という背景がある．

### 4）他者との関係性のなかでの自己決定

自己決定権は，元来，憲法第13条の幸福追求権の一部を構成するものであると考えられている．それは，「一定の重要な私的事柄について，公権力から干渉されることなく自己決定することが出来る権利」であるとされている．重要な私的事柄とは何か．われわれが，この章で問題にしている死は私的事柄なのか，公的事柄なのか，ここで考えておく必要があろう．

自己決定権が本来，幸福追求権や自然権の範疇に属しているとすれば，この権利は，性を求める欲望，権力への願望，死への欲望，物への欲望，知への欲望と密接な関連性がある．問題は，このような欲望に裏打ちされた自己決定権が，倫理的意味をもつかどうかという問題である．

たとえば自分の生命は「私的事柄」として，自分で“処分”する権利があるのか，死という「私的事柄」について，自己決定して何が悪いのか，自分の死に対して他人が介入すべきではない，といった考え方をとことん追求していくと，家族や親族，仲間内の人間関係や共同体内の絆や連帯性が破壊されていく可能性がある．

われわれの命も死も関係性のなかで生きている．たとえ，精神的・肉体的苦痛のゆえに当事者は死にたいと思っていても，医療者や友だちや家族やそれを支える共同体がそれを望んでいなかったらどうだろう．自分の死や生命を一人称である自己の立場だけで決めることと，周囲の人々との関係性のなかで考えるのとでは，その判断に大きな違いが出てくるだろう．特に，日本のように家族と患者との和や協調性を重視する社会の場合，自己決定権は関係性のなかで考えていかなければならない．これを，関係性のなかでの自己決定，あるいは関係的自己決定とよび，生命倫理上の重要なキーワードとなっている．しかし，これまで述べてきた他者との関係性のなかでの自己決定を行うその「自己」は，理性が健全な状態で働くことが前提条件となる．理性の働きを脅かすような，心身ともに病的な状態にあっては，責任能力が失われるがゆえに上に述べた関係的自己決定は相対化され，当事者の代理人が自己決定することになる．

## 2 | 安楽死をめぐる問題と医の倫理

安楽死（euthanasia）は語源的にいうと，eu＝安楽な，thanatos＝死を意味する．また，安楽死とは「苦痛の少ない方法で，人を人為的に死なせること」（岩波書店『広辞苑』），「はげしい痛みに苦しみ，しかも助かる見込みのない，死にそうな病人を，本人の希望をいれて楽に死なせること」（三省堂『国語辞典』）と定義されている．

安楽死という概念は，もともと哲学や文学から出たもので，よい死，安楽な死，苦しみのない死を表している．本来安楽死は，死期の差し迫った患者が耐え難い肉体の苦痛を緩和除去し，安楽に死なせることを意味し，不治の患者の命を短縮する積極的安楽死を指していた．安楽死の対象となるのは，末期癌患者，事故やくも膜下出血などによって生じた植物状態の患者，難治性疾患に罹患した末期患者などである．しかし，近年，麻薬や鎮静効果のある薬物の導入による緩和技術の発展により，耐え難い肉体的苦痛は少なくなり，人工呼吸器等によりいわゆる無理に生かされるスパゲティ状態の患者が増え，終末期医療の質が変わってきた．そのため，従来，安楽死と表現されていた言葉も，尊厳死という言葉に変えて使われるようになった（表5-1）．この言葉は，後に記す消極的安楽死といわれてきた概念に近い．

一般に安楽死は，消極的安楽死と積極的安楽死とに分けられる（表5-

**表5-1 ●積極的安楽死と尊厳死の相違点**

| | 積極的安楽死 | 尊　厳　死 |
|---|---|---|
| 関心の所在 | 殺し方，死なせ方に関心がある | 死に至る経過に関心がある |
| 生命に対する考え方 | 生命の量の短縮を求める | 生命の質の向上を求める |
| 思考の方向 | マイナス思考（死を考える）<br>ニヒリズム | プラス思考（生を考える）<br>生の意味・価値追求 |
| 医療技術や人の力の関与度 | 過剰介入（医薬品，機械など）<br>医師による自殺幇助 | 医療技術の節度ある介入<br>あるいはまったく介入せず<br>人の力はなるべく排除<br>自然に委ねる態度 |

出典／平山正美：癌治療と宿主，9（1）：25，1997.

**表 5-2 ●積極的安楽死に対する考え方（その1）**

| 一般論 | |
|---|---|
| 反対論 | 賛成論 |
| 1）生命の尊厳，生命の価値を崩すものである．社会のなかで殺すことへの感覚が麻痺する<br>2）生命が生身である以上，診断，予後，苦痛，同意の意思は変わるものである．よって生死について軽々しい判断は慎むべきだ<br>3）治療法の進歩により苦痛に対してもよい緩和的ケアができつつある<br>4）過剰医療に対してはリビング・ウィルで対抗できる<br>5）法制定により当事者は家族や友人から死ぬよう圧力をかけられる可能性が出てくる<br>6）医師と患者，家族の信頼関係が失われる<br>7）生命は創造者から賜ったものであり，人間はその管理者にすぎない．生死を人間の手でコントロールするのは神への冒瀆だ | 1）耐えられない苦痛を伴う患者に対して，すべての手段を尽くしてなお除痛できない場合，安楽死は認められる<br>2）家族や医療者の慈愛による殺人は許されるべきである<br>3）医療者以外の手で死はコントロールされるべきである．つまり患者の自律性が尊重されるべきだ<br>4）重症奇形を伴ったり植物状態の患者に対しては死の権利を与えるべきだ<br>5）安楽死は患者や医療者，家族にとっての社会資源の保護のために必要だ<br>6）過剰な治療は人権上許されない<br>7）個人の死の選択をめぐる不平等性をなくすために安楽死は必要である<br>8）国家権力は私的領域である死について介入すべきでない |

出典／JAMA（日本語版），1992．3， p.51．

**表 5-3 ●積極的安楽死に対する考え方（その2）**

| 態度／安楽死に対する意見 | 反対論 | 賛成論 | 関連する法および倫理 |
|---|---|---|---|
| 1人称（患者本人） | 苦しみに耐えて生きることが尊厳ある生き方である（人間の実存にとって受苦は必要だ） | 安らかな死を欲する（苦痛緩和優位の考え方） | リビング・ウィル<br>死ぬ権利<br>自己決定権<br>自律性<br>同意 |
| 2人称（家族） | 身内の者として1秒でも長生きしてもらいたい（延命・救命希望） | 慈愛心，憐れみの心から殺したい，死んでもらいたい（慈悲としての殺人） | 殺人罪<br>遺産相続問題<br>親，親権者の同意や代理権 |
| 3人称（医師） | 医師の使命は延命・救命にある | 慈愛心，憐れみの心から出た殺人や自殺幇助は許される | 自殺幇助<br>嘱託殺人<br>パターナリズム<br>医師の裁量 |
| 3人称（国家） | 生命の質の値踏み，序列化の可能性あり歯止めがなくなる（ナチスの医学）<br>法でしばると当事者は家族に死を強要される | 社会資源の保護<br>医療費の適正配分 | 安楽死法制定の動き<br>安楽死に関する住民投票の動き<br>アドボケイター<br>ガーディアン |

出典／JAMA（日本語版），1992．3， p.51．

2, 3).

消極的安楽死の定義や考え方はいろいろあって，はっきりと概念化することは難しい．しかし，一般に消極的安楽死は，回復の見込みのない患者に対する過剰な延命治療を行わないで，自然な死を迎えるよう医師が配慮することである．消極的安楽死はすでに述べたように尊厳死という考え方に近い．そもそも尊厳死は，消極的安楽死あるいは自然死ともいわれ，回復の見込みがないと診断された場合，無益な延命処置を受けずに，人間としての尊厳死を保ちつつ死を迎えることをいう．この表現は，1981年，「患者の権利に関するリスボン宣言」の第5条，「患者は尊厳をもって死を迎える権利を有する」という考え方に由来する．

尊厳死は，患者自身が自分の意思により，死ぬ権利として心身の苦痛を避け，安らかに死を迎えるあり方をいうが，他方において，医師が死にたいと思っている末期患者に対して，延命を目的とする人工呼吸器等によらず患者が死の選択をするのを援助するという医療者側の態度の問題とも考えられる．しかし，医療の観点から，どの時点から治療不可能と判定するかということは，きわめて難しい．また，いかなる疼痛緩和薬を使っても癒されない痛みを訴える患者は0.2～5％前後いるといわれるが，その痛みを客観的に判断することも難しい．

このように，安楽死や尊厳死の是非を医療者が外から判断することは，多くの問題がある．むしろ，安楽死や尊厳死は，患者の自己決定権という枠組みのなかで考えていくほうが，多くの人々の合意を取り付けることができるだろう．米国の場合も，この流れに沿っている．たとえば，意味のないと思われる延命処置を拒否しようとするリビング・ウィル，これを法制化した自然死法，蘇生を望まないという患者自身の意思表示（DNR）などは，判断力を失った場合に備えてあらかじめ患者本人が健康時に文章として意思表示しておいたり，代理人に患者の意思に沿った法的処置を行うよう指示するものである．ただ，この代理人制度は，問題がないわけではない．患者の選択と代行者のそれとは異なる場合どうするか，だれが患者の代行者になるかといった問題があるからである．

ところで，わが国でも，無理に延命せず，自然に死を迎えたいとの積極的意思を文書に表示しようとする人が増えている．日本尊厳死協会の「尊厳死の宣言書」に署名した会員数は現在，12万人を超えている．

日本尊厳死協会の安楽死あるいは尊厳死の定義では，「尊厳死とは，不治かつ末期の患者が生命維持装置を使わず，痛みの除去・緩和処置のみを受けながら，人間としての尊厳を保ちつつ自然に寿命を迎えて死ぬことである．つまり，無益な延命治療をやめて自然死することである」としている．その骨子は，第1に，不治の病気に罹患し，死期が迫っている場合は，延命処置はしないこと，第2に，苦痛を和らげる処置は最大限行うこと，副作用で死ぬことがあってもかまわないこと，第3に，植物状態に陥ったとき，いっさいの生命維持装置を取りやめることの3項目に分けられる．

次に，一般にいわれる消極的安楽死の内容と論点について言及しておきたい．

消極的安楽死においては，人工呼吸器や透析装置など，生命維持装置の使用や薬物療法は中止される．ただし，ほとんどの定義のなかに水分や栄養を与えないことは含めていない．この水分と栄養補給は，どのような場合にも，当然最後まで続けなければならない基本的ケアの一つであると考えられている．

消極的安楽死と積極的安楽死との境界については，明確な定義はない(表5-1，2，3参照)．両者の間には，様々な移行がみられる．たとえば，末期患者の苦痛緩和のために鎮静薬（セデーション）が使用される．この薬物は，病気の苦痛を緩和する目的で投与されるものであるが，結果として，死期を早めることがある．つまり，治療のために使われた薬物が結果的には安楽な死をもたらすケースがある．積極的安楽死とは，医師が直接致死性の薬物（塩化カリウムや筋弛緩薬など）を投与して，患者の生命を死に至らしめることをいうが，鎮静薬の場合は，患者の心身の苦痛を緩和する目的で投与したものが，結果的に死期を早めるもので，これは積極的安楽死を促進せしめる処置とは言い難い．

ちなみに，オランダにおける積極的安楽死の要件（2001年，合法化の法案が可決）を記しておく，第1は，患者による持続的・自主的な要求があること，耐えられないほどの痛みを訴えていること，第2は，医師も患者も，病状を不治と考えていること，第3は，他の医師と相談すること，その要望が正当であるということを医師と患者が同意するプロセスを大切にし，その過程を確認すること，第4は，検死官へ報告することを義務づけていることなどである．

なお，医師の自殺幇助については，1997年米国連邦最高裁判所は，ニューヨーク州およびワシントン州が，医師の自殺幇助を禁止している点に言及し，この法律は，米国の憲法上合憲であると認めた．こうした判断の根拠となったのが，一度自殺幇助を認めると限りなく拡大解釈されるとする「滑り坂理論」（slippery slope）である．ナチスの精神障害者に対する安楽死の教訓からこの理論は生まれた．この判決を契機に，癌など難治性疾患による疼痛や精神的苦痛を訴え，末期に至り，適切な判断能力がある患者が，医師に依頼して殺してもらうこと，つまり，医師の自殺幇助を公的に認めることは，米国の憲法上は否認された．

わが国における安楽死事件は，これまでいくつかあるが，ここでは，2

つの事件を取り上げ,裁判所が提示した安楽死の要件について記しておく.

第1は，名古屋高裁の判決（1962（昭和37）年）である．この判決文のなかで安楽死の合法性を認めるための6要件を示した．その内容を次に示す．①不治の病に冒され死が目前に迫っていること，②苦痛がはなはだしいこと，③患者の苦痛緩和の目的で行われていること，④患者が意思表示できる場合は，真摯な嘱託または承諾があること，⑤医師の手によることを原則とすること，⑥その方法が倫理的に妥当であること．

第2は，東海大学付属病院における安楽死事件というのがあり，これに対して，横浜地裁判決（1995（平成7）年）では，安楽死の要件が変わり，新しい基準が生まれた．その内容を次に示す．①患者が耐え難い肉体的苦痛に苦しんでいること，②死が避けられず，しかも死期が迫っていること，③患者の肉体的苦痛を除去・緩和するための方法を尽くし，他に代替手段がないこと，④生命の短縮を承諾する患者の意思表示があること．

ところで，この判決では，肉体的苦痛の除去・緩和が不可能であることが安楽死の要件の一つに数え上げられているが，オランダでは，精神的な苦痛の緩和も認められている．たしかに，人間の苦痛には，肉体的（身体的）苦痛，精神的苦痛，社会的苦痛，霊的苦痛などがあり，相互に深い関連性があることから，わが国のように肉体的苦痛のみに限局してしまうことは不自然であり，今後検討の余地があるものと考える．

## 3 遺伝子医療，出生前診断をめぐる問題と医の倫理

### 1）遺伝子診断と遺伝子治療

21世紀は，遺伝子工学や遺伝子産業が飛躍的に進歩発展する世紀になると予測されている．20世紀後半に活況を呈したIT（情報技術）産業に代わって，米国は今後数十年間にわたって莫大な資金を遺伝子産業に投資するものと考えられている．発病する前に分子レベルで病気を予測したり，病気になりやすい原因をみつけることを目的としたヒトゲノム解析計画は，遺伝子研究の医学への応用として発展することが期待されている．

ヒトゲノム解析計画の医療への応用としては，大別すると，遺伝子診断ないし検査と遺伝子治療という2つの分野に分けられる．

遺伝子検査や診断，スクリーニングなどの技術の発達により，疾患の早期発見，早期治療，発症予防，症状の軽減，生活習慣の改善，医療費の抑制などが可能になると考えられている．他方，遺伝子治療とは，病気の原因となっている異常な遺伝子を修復することで病気を治療しようとするものである．具体的には患者の体内の遺伝子が含まれている細胞を取り出し，そこに正常な細胞を入れ，再び体の中に戻すことにより治療する．た

だし，生殖細胞に対しては，遺伝子の改変は禁止されている．これまで，こうした遺伝子治療による成功例は1990年，米国国立保健研究所（NIH）で，先天性免疫不全症のADA（アデノシン・デアミナーゼ）欠損症の4歳の女児に実施された以外になく，まだ実験段階にあるといってよい[5)]．

これまで遺伝子診断でわかったことをまとめると，まず第1に，遺伝子疾患の診断が可能になったことである．これまでの研究によって明らかにされた重篤な遺伝性疾患とは，成人期以降に知能低下と運動機能低下をもたらすハンチントン舞踏病，デュシェンヌ型およびベッカー型ジストロフィー，神経線維腫，血友病，地中海貧血，囊胞性線維腫，鎌状赤血球症，家族性アルツハイマー病や乳癌などである．そのほか高血圧，糖尿病，癌など複数の遺伝子がその発症に関与しているとされる多因子病などに対して，遺伝子治療の可能性が模索されている．

第2に，身体の細胞の核の中にあるDNAの部分に位置する染色体異常が明らかにされる．たとえば，精神遅滞，発達障害をきたすダウン症は，21番目の染色体が1本多いことがわかっている．

第3に，遺伝子診断は出生前診断，着床前診断に応用される．これについては，後にその内容について詳しく述べる．

第4に，遺伝子診断は犯人や被害者の特定に使われる．たとえば，犯行現場に残された血液や精液，毛髪から細胞を取り出すことをDNA指紋採取といい，そこから犯人の割り出しが可能になった．

第5に，米国では遺伝情報が，生命保険会社の保険加入の際に問題になったり，軍隊など公務員の採用に使われようとしている．しかし，こうした事柄に対しては批判がある．

第6に，感染症やウイルスの検査，民族の起源に関する研究など，遺伝子診断の応用範囲は幅広い．

### 2）出生前診断について

ここでは遺伝子診断のなかで，特に重要な出生前診断について考えてみたい．

出生前診断は，妊婦の羊水の中に含まれている胎児の染色体の異常を調べるもので，1960年代に始められるようなった．現在では，羊水穿刺だけでなく，胎児細胞のDNA解析，超音波診断，母体血清マーカーテストなどがある．

出生前診断によって，男女の性の判定，胎児の成熟度，ダウン症などの障害児であるか否かの判定，特定の重症な遺伝病を胎児がもっているかど

---

5）平山正実：難病患者への心の支援（岡堂哲雄編：患者の心理〈現代のエスプリ別冊〉，至文堂，2000，p.220.）

うかといったことが，かなりの程度わかるようになってきた．もちろん，検査結果が正常でも，胎児に障害がないという保証はないことも知っておく必要がある．いずれにしても，出生前診断によって得られる情報によって，親は，子どもを産むべきか中絶すべきかという選択を迫られることになる．

親が，もし出生前診断において障害や遺伝病があることがわかったとき，どのような決断をするかということによって，その親の障害者観や疾病観を知ることができる．つまり，障害者や遺伝病をもつ者を，自分とは異質なものとして排除し否定し，隠蔽・隔離し差別してゆこうとする考え方に立つのか，あるいは，彼らを受け入れ，共感，共有し，人間というものの尊厳を問い直す機会とするのかは，親の選択と決断にかかっている．

1996（平成８）年，わが国では，優生保護法（1948（昭和23）年成立）から母体保護法に変わった．優生保護法においては，不良な子孫の出生を阻止する目的で，重度の胎児先天性異常の出生防止を理由とする不妊手術や中絶の許可や，本人や配偶者が精神疾患に罹患していて子孫に遺伝する可能性がある場合，その出生を防止するための断種を肯定する胎児条項が盛り込まれていたが，こうした優生思想に基づく胎児条項は母体保護法においては，削除された．しかし，多くの人々の心の中に“内なる優生思想”は生きており，出生前診断を契機として，こうした発想は，顕在化してくることが多い．

なお，この優生思想が科学の名のものに悪用・誤用された歴史的事実としては，ナチス・ドイツの優生計画があり，多数の遺伝病患者や精神障害者が抹殺されたことはよく知られている．

### ３）遺伝子診断と遺伝子治療の倫理

ここでは，遺伝子診断・遺伝子治療の倫理的側面について考えてみることにしたい．

神より与えられた生命の根源である遺伝子という「パンドラの箱」を開けることによって，確かに病気の予防や治療の可能性が開けてきたという面はある．しかし，それと同時に，前述したようにまだ遺伝子治療が確立されていないことから，出生前診断や遺伝子診断によって，自分の子どもが障害児であると診断されたり，家族性の遺伝性疾患に罹患していることがわかると，孫子の代までその“禍”（と本人は思ってしまう）が及ぶことを危惧し絶望的状態に陥り家族内の人間関係が悪化したり，うつ病になったり，自殺したりするケースが出てきている．つまり，遺伝子診断が人間の細胞の染色体に隠された秘密を白日の下にさらすことによって，これまで人類が経験したこともない孤独感と恐怖感や不安感をもつ人を生み出してきたのである．

したがって，人類は，その遺伝情報を「知る権利」をもつと同時に「知りたくない権利」を有し，どちらを選択するかは，個人の自己決定の原理に基づく決断による以外にないということを明確にしておかなければならない．倫理的ジレンマを乗り越えて，そのどちらかの決断をするためには，遺伝相談カウンセラーの助けが必要である．

遺伝情報に関して，もう一つの重要な点にプライバシー保護の問題がある．

米国では，生命保険会社が，個人の遺伝情報をあらかじめ知ることによって，加入希望者が，短命であり，将来発病の可能性が高いことがわかると，生命保険に入れなかったり，もし加入できたとしても，高額な保険料を支払わなければならなくなるという事態が起こり問題になっている．また，公務員である軍人パイロットに対して遺伝子検査が行われ，鎌状赤血球症の保因者であることがわかると，高度を上げて飛行すると酸素濃度が低くなり，赤血球が凝固して，血管内に詰まり，脳出血を引き起こす可能性が高くなるとの理由で，雇用を拒否されることがあるという．つまり，ここでは職業の雇用や選択上，新しい差別が生じているのである．

さらに，遺伝子治療の倫理についていえば，遺伝情報を用いて，疾患を治すこと自体は意義があるとしても，その情報が人間の過大な欲望を満足させる道具となる危険性があることを，常に注意する必要がある．つまり，どこからが疾患治療の目的で利用するのか，どこからがデザイン化され商品化され，かつ人為的に操作された人間の欲望の化身（たとえば，知性と美貌を兼ねた人間をつくりたいなど）の“創造”なのか，境界線を引くことは難しい．後者の場合，すなわち，人間が自分の好みの子どもを，遺伝子組み換えや，人工授精，体外受精によって産みたいと考え，そのために遺伝子技術を利用するとしたならば，ある意味で，新しい形の優生学を“復権”させることになるのではないだろうか．

いずれにしても，遺伝子診断や遺伝子治療が行われる場合，相談を受け持つ医師や遺伝カウンセラーは患者に対して，インフォームドコンセント（十分な説明に基づく同意）と秘密保持の保証，さらには，安全性や知る権利や知らないでいる権利の尊重，検査や治療を行う場合の安全性や効果，危険性に関する情報の公開などをはっきりとその利用者に告知すべきである．

## 4　患者の人権をめぐる問題

近年わが国においては，誤診や医療ミスに関するマスメディアの報道が，頻繁に行われるようになった．また，医療者が，病気だけに関心をもち，患者の人権，人格あるいは，病者の命の尊厳に対する関心が希薄であるとの指摘も少なくない．そして，そのような社会の動きを受けて，多くの識者の間で，医療現場において人間としての尊厳と人格が，どうしてこのように侵害されてしまうのかという論議が持ち上がっている．

しかし，歴史を回顧すると，第2次世界大戦時，日本軍は医療や医学の進歩のためと称して人体実験を行っている．また，ナチス・ドイツは優生計画に基づき，障害者や重症の難治性疾患患者の抹殺など忌わしい人権侵害事件を起こしている．第2次世界大戦時，このような人権と生命の尊厳を損なう出来事が起こったため，大戦終了後，医師たちはニュルンベルグ綱領（1947年）やヘルシンキ宣言（1964年）を公にし，人間に対する医学的実験は医療の倫理に依拠して行われなければならないとし，一定の規範を設けた．

また，米国では，ヘルシンキ宣言が出された頃，つまり1960年代にベトナム反戦運動を契機に，様々な市民運動が広がった．そのなかには，人種差別撤廃運動，消費者運動，女性解放運動など市民の権利を擁護する様々な運動が含まれていた．そして，こうしたテーマ性をもつ運動と連動する形で，患者の権利運動が市民の間で展開されるようになった．その運動の中心的なテーマは，患者中心の医療，インフォームドコンセント，自己決定の医療，全人的医療等であった[6]．

このような流れを受け，1972年，米国病院協会が「患者の権利章典」を出した．そして，世界医師会は，1981年，「患者の権利に関するWMAリスボン宣言」を出している．また，日本では，日本病院協会が1982（昭和57）年に「患者の権利と責任」という文章を公にしている．さらに1983年「患者の権利と責任」（勤務医師マニュアル）を出している．本稿では，これらの患者の人権に関する文章をまとめ，医療と患者の人権について重要な点を指摘しておきたいと思う．

### 1）だれもが効果的な治療とよいケアを受けられる権利

恩恵享受の原理と公正の原理に基づく権利である．良質な医療と効果的なケアは，患者の治療にとって，また患者と医療者との信頼関係を構築するために必要不可欠のものである．これらの権利のなかには，具体的な治療やケアを継続して受けられる権利，差別なく，患者にとって最善の利益となる治療やケアが受けられる権利，医療者が他の専門家と協力して援助してもらうことができる権利などが含まれる．

---

6）木村利人：生病老死のバイオエシックス，集英社，2000.

### 2）選択の自由の権利

患者は，医師や看護師など医療者を自由に選ぶ権利を有する．また，主治医以外の医師の意見を求める権利（セカンド・オピニオン）をもっている．また，治療やケアを受けているとき，患者が医学的治療以外に，たとえば代替療法など他の治療を受けたいと申し出たとき，患者はその情報を受けたり，選択する権利を有する．

アイダホ州の最高裁判所は，患者が代替療法を受けることを希望したとき，医師はそれに反対し，看護師が患者の立場に立つ供述をしたため病院側から看護師が不利な扱いを受けたことを不服として訴えた裁判で，看護師の立場を擁護する判決を出している．米国の事件だが，看護のあり方を考えるうえで重要な裁判結果であったといえる．また，選択の自由の権利のなかには，患者は必要があれば自分に代わって情報を受ける人を選択する権利を有している．さらに，医療者，病院，クリニックなどを自由に選択，変更する権利も選択の自由の権利のなかに含まれる．

### 3）自己決定の権利

法の許す範囲内で，患者は自分が受けようとしている治療行為に同意するか，拒否するか，自分で決定する権利を有する．また，臨床治験や人体実験などの医学研究に参加することを拒絶する権利も含まれる．

ところで，自己決定の権利は，前述した選択の自由の権利と重なり合うところが多い．選択するためには，自己の決断，決定を伴うからである．

### 4）情報を得る権利

患者は，治療を受ける前に，医療上の情報・説明を受ける権利を有する（真実告知の原理）．具体的には，病状に基づく知見に依拠して得られた検査，診断，治療，予後について，事前に説明を受ける権利を有する．また，治療については，目的，理由，方法，予測される危険などの説明を受ける権利をもっている．その際，医療者は患者の文化的背景，知能，性格を考慮して，わかりやすい言葉で説明しなければならない．また，患者は，病院やクリニックなどの医療機関の諸規則や医療者の名前，発行した請求書や領収書を点検し説明を受ける権利を有する．

情報を得る権利が真実告知の原則に基づくとしても，その情報が患者にとって心身ともに危険な状態に追い込む可能性がある場合は，その情報は，患者に与えなくてもよい．しかし，患者に代わる適当な人（家族など）に，その情報を伝える必要がある．患者の記録に記された第三者に関する機密情報は，その者の同意なくして，患者に与えてはならない．

### 5）プライバシーが保護される権利

プライバシー保護の権利は，守秘義務の原理に基づくものである．

患者の検査結果，治療内容など，治療に関する連絡，記録，関係書類，事例検討会に提出したケース報告資料などは，すべて秘密が守られなければならない．さらに，患者の症状，治療，転帰などに関する情報は，患者の死後も秘密が守られなければならない．ただし，子孫が自らの健康に関係のある情報を得たいと申し出たときは，患者の情報を公開することもありうる．

機密情報は，本人または家族の同意がある場合や，仮に同意を得ていなくても，医療スタッフが治療上知る必要があると判断された場合，開示することが可能になる．患者の秘密を守るために患者本人の許可なくして，治療・ケアに携わる者以外の人が病棟や治療室に出入りしてはいけない．

### 6）意識のない患者および法的無能力な患者の権利

意識のない患者，および自分の意見を表わすことのできない患者，未成年者，法的無能力な患者などの権利を守るためには，法律上の権限を有する代理人が患者に代ってその権利を擁護する．しかし，患者は自らの能力のなかでできるだけ自分で意思決定をしなければならないし，その決定は尊重されなければならない．また，法的に無能力な患者が合理的判断を行える場合，その意思決定は尊重されねばならない．

### 7）尊厳を得る権利

尊厳を得る権利は，人格を尊重される権利ともいう．この権利は，人権尊重の原理に基づくものである．具体的な内容としては，患者自身の文化観，死生観，生命観，価値観が尊重される権利，末期における苦痛の除去を受ける権利，人間的な終末期ケアを受ける権利，安楽に死を迎えるためにあらゆる援助を受ける権利，さらには，自らが信仰する宗教の聖職者による支援を受ける権利，あるいは，そのような宗教の介入を拒否する権利などが含まれる．

これまで，患者の人格をめぐる問題を，主として，日米の病院協会が出した患者の人権に関する倫理綱領を中心にまとめてきた．しかし，この内容については，日米の風土の差もあるし，個々の倫理綱領を調べれば微妙な差もあるだろう．しかし，患者の権利を守るための共通な部分をできるだけ取り出してまとめてみた．

それから，最後に付け加えておきたいことがある．医療の現場において患者の人権を守ることは非常に大切であるが，人権を主張するためには，患者側も責任を伴うということを忘れるべきではない．モラルハザード（自己責任回避）は許されるべきではない．そのためには，患者側の人格の成熟が望まれる．

# B 死ぬ場所の多様化とケアの課題

人間が死ぬ場所は，大別すると病院の一般病棟と，緩和ケア病棟あるいはホスピスと自宅の3つの種類に分けられる．本稿では，この3種類の死ぬ場所の長所と短所について言及しながら，多様化する死ぬ場所別にケアの課題について考えてみたいと思う．

## 1 死ぬ場所としての一般病棟

一般病棟の目的は，周知のように検査と診断と，その結果に基づく治療が中心的な役割を占めている．つまり，病棟は治療が中心であって患者の病気の治療を行い，回復を促し，自宅に帰すことが基本である．具体的には，一般病棟では，外科治療，放射線治療，抗腫瘍（化学）療法，蘇生術，病状急変時の救命救急医療，大量輸血，高エネルギー輸液（IVH）などが行われている．病状が刻々と変化する患者が多く，緊急処置や検査が頻繁に行われる．また，医師は，学会活動や外来業務なども抱えており，多忙であり病棟にいる時間は少ない．看護師も処置などのため病棟中をかけずり回っているのが現状である．そのため，患者とゆっくり時間をとって話し合う余裕が，医師にも看護師にもない．病棟の医師の多くは，死は敗北であると考えており，延命救命の医療，治療優先の医療を行うことが，基本と考えている．したがって，一般病棟の医師は緩和ケアに関する関心は高くない．

病棟においては，医師のパターナリズムが優先し，チーム医療の理念はどちらかといえば二の次，三の次となる．つまり，病棟では，医師の知識や技術による判断が，看護師，その他のコメディカルスタッフの判断より優先する．このようなことは，医師法などによる医師の裁量権や義務・責任の規定から考え，やむをえないことである．しかし医師の人格的側面や態度に関する評価については，他のコメディカルスタッフや患者，家族と協議する余地を残している．

一般病棟において，スタッフ間のコミュニケーションはあるものの，時間的に余裕がないだけでなく，上に述べたように医師の法的権限に基づくパターナリズムが浸透しているから，申し送りも看護師のみが行い，医師に報告するという形をとる．そして，その報告をもとに医師が指示を出すということになる．また，一般病棟では，家族のケアまで行うことは少ない．たいていは短期間内で退院すること，いろいろな症状の人がいることなどの理由で，ホスピスで行われるような様々な生命の質（QOL）を高める手厚いケアが行われることはまれである．

さらに，一般病棟では，消灯時間は決まっており，面接時間は制限され，飲酒，禁煙，ペットの持ち込みなどは禁止されているところが多い．また，患者のプライバシーの保護や衛生上の理由から，ボランティアの参加も許されていないところが多い．

なかには，自分が癌の終末期であることを十分に認識していながら，なお，救命を目指す積極的な抗腫瘍療法を希望する患者や家族がいる．このような場合，仮に専門的立場から延命効果がもはや期待できないことがわかっていても，緩和ケア病棟に送らず，一般病棟で最後を看取ることがある．蘇生術は，延命医療のなかで最も延命効果が期待しにくい医療であるが，患者や家族が希望する場合は，一般病棟（特に大学病院や大病院に多い）でも行われることがある．

しかし，こうした蘇生術はセレモニー化している面があり，心マッサージや人工呼吸の施行，気管切開，レスピレーター（人工呼吸器）の装着などがどれほど意味があるかということについては，議論が多い．

## 2｜緩和ケア（ホスピス）病棟

緩和ケアとは，WHO（世界保健機関）の定義によれば，「治療に反応しなくなった患者に対する積極的で全人的な医療，痛みや他の症状のコントロール，精神的，社会的・スピリチュアルな問題を優先する．最終目標は，患者と家族にとってできる限り良好なQOLを実現すること」とされている．

緩和ケア病棟は，一般病棟で治療が行われ，癌に対する積極的治療は困難と判断されるか，一般病棟に入院する時点で積極的治療が困難と判断された患者が入所するところである．なお，ここでいう困難とは，治癒する可能性がほとんどないという意味である．

緩和ケア病棟の欠点としては，患者が一般病棟から追い出され，隔離されたというイメージをもちやすいこと．つまり，入所者がもうこれ以上治療をしてもらえず，死ぬための場所なのだという感じをぬぐい去ることができないこと，それゆえ患者は，見捨られ感情が強く，孤立感や不安感が強いことなどである．そのほか，緩和ケア病棟のスタッフ自身，閉鎖性が強く，一般病棟との交流が少ないこと，一般病棟の医師は緩和ケア病棟に対して関心が薄く，傍観者的で，やっかいな患者の送り先としかみていないこと，患者は主治医の変更を余儀なくされるために不満を抱きやすいこと，施設全体のアメニティ（快適さ）や患者のQOLを高めるためにコストが高くなり経費がかさむため，経営上，問題になりやすいことなどである．

緩和ケア病棟で通常行われる治療は，疼痛，呼吸困難，全身倦怠感，褥瘡，排尿障害，消化器症状などのコントロールである．また，胸水や腹水の除去，神経ブロックなどが行われることがある．一方，QOLを維持するための治療として，食事の工夫，少量の輸血や水分補給や栄養補給のために高エネルギーの輸液，そして，精神的苦痛に対して，向精神薬や精神安定剤，抗うつ剤などが投与される．さらには，ケースワーカーが経済的問題や法的問題に対する相談に応じたり，聖職者がスピリチュアルな痛み（死後の世界への不安，生きること・死ぬことの意味，病気になったことの意味，やり残したことの整理）などの相談に応えたりする．

緩和ケア病棟の機能は，苦痛緩和（特に疼痛）が主なものであり，死を前提とした医療であるため，病名告知やインフォームドコンセントを行いやすいという大きな特徴がある．また，医師，看護師，ケースワーカー，ヘルパー，ボランティアを含めてチーム医療が行いやすいことも，特徴の一つといえる．一般病棟と違って，医師が，パターナリスティックに主導権を握るのではなく，看護師の役割分担もはっきりしていて，ある意味でスタッフは対等の立場で治療とケアに参加できる．また，スタッフは，一般病棟と異なり，時間的余裕が比較的にあるので，落ち着いて患者に寄り添い，家族とも話をすることができる．

さらに，一般病棟より緩和ケア病棟のほうがQOLや快適性（アメニティ）が重んじられるので，消灯時間や面接時間の制限がなく，風呂も自由に入ることができ，ペットの持ち込みも許可される．また，飲酒，喫煙などもある程度許されている．そして，食事への配慮も行き届いている．さらに，節句，七夕，クリスマスの行事，ミニコンサートなども行われ，生活の快適性向上のための努力が払われている．

このように，死に場所に関していえば，一般病棟と緩和ケア病棟にはそれぞれ特徴があるため，スタッフや患者・家族は，両者のメリット（長所），デメリット（短所）をわきまえて，判断することが大切である．

## 3　在宅で死を迎えること

われわれが，いよいよ死期が迫ってきたと悟ったとき，あるいは医師や家族からそのことをはっきり告知されたとき，死に場所をどこに決めるかということは，重要な課題である．

少々古いデータしかないのだが，1995（平成7）年の人口動態社会経済調査報告によれば，「自宅で死にたい」という意見を述べた人は，実に89％で，圧倒的に在宅死希望が多い．確かに入院すれば管理されるが，自宅なら24時間自分の意のままに生活をすることができる．それになによりも，長年，住み慣れた家で，愛する家族に世話され，看取られて死を迎えることは，大きな喜びである．ところが，実際には，病院死は74.6%，在宅死は12.7%である（2015（平成27）年人口動態調査）．このことは，死にゆく患者の希望と実態が大きく乖離していることを意味している．なぜだろうか．欧米先進国では，老夫婦世帯，独居高齢者世帯が圧倒的に多い．高齢者と子どもたちとの同居率は５%以下であるという．ところが，わが国では同居率は32.0%である（2015（平成27）年国民生活基礎調査）．このデータから見れば，わが国では在宅で死ぬための条件が備わっているようにみえる．しかし，実態は在宅死する人の割合が低い．なぜか．介護を担当する嫁の社会参加，核家族化による家庭介護力の弱体化，高齢者が高齢者を介護する老老介護の増加など，どれをとっても，在宅で死を迎える受け皿の不十分さが示唆される．確かに在宅死を可能にする最も大きな条件は，同居家族がいるか否かであるが，その同居家族のなかで介護を担当する者の多くは，嫁の立場にある女性であり，その女性の家庭のなかにおける役割の変化が，今，大きな課題となっている．

ここで，われわれが，かつて調査した末期癌患者の在宅医療の実態調査をもとに，終末期癌患者の在宅ケアの問題点について考えてみることにしよう[7]．

まず，在宅ケアの対象となる患者について述べるならば，高齢者は一般に自宅で最期を迎える傾向が強い．高齢者の場合，年齢の影響で癌の進行が遅く，症状が軽いことが，自宅で死を迎えることを容易にさせると考えられる．

ALSなど神経難病の場合は，人工呼吸器の取り扱いや喀痰の管理などがあるので在宅ケアは難しい．しかし，家族の理解，医療・看護の協力体制があれば神経難病の場合でも在宅ケアは可能である．

臓器別では，肺癌や胃癌など，疼痛管理や呼吸管理が難しい疾患や，肝臓癌や食道癌など大出血の可能性がある疾患に罹患した患者の場合は在宅ケアは難しい．他方，脳卒中などの場合は在宅のまま死を看取ることは比較的容易である．

癌末期患者を在宅でケアするためには疼痛や出血，呼吸困難，嚥下困難などに備えて，適切な麻薬の管理，輸液の持続点滴法，酸素ボンベ，酸素吸入器などを，臨機応変に使える医療体制や，褥瘡，食事，入浴，排便，排尿，清拭，手術後の創傷処置，カテーテルの交換，補給のためのIVH技術（在宅中心静脈栄養），ストーマ，人工腹膜灌流の取り扱いなどを行

7）平山正実：死生学とは何か，日本評論社，1991，p.169.

える医療・看護・介護体制や，家族に対する教育システムが備えられているかどうかが問題となる．また，地域の開業医や家庭医，訪問看護師，ヘルパー，家族等がよく連携できているかどうか，さらに緊急時に患者を引き受けてくれるバック・ベッドシステムが機能しているかどうかということも大切である．

次に，自宅で死を迎える場合，患者と家族との関係が重要な意味をもつ．

患者が在宅のまま末期を迎えるためには，家族の介護や協力が必要である．特に，介護にあたる人が，一家の大黒柱的役割を果たしていたり，責任の重い仕事をもっている場合や，子どもの世話が大変な場合などは，いろいろ困難な問題が生じる．また，介護の中心になるべき妻や嫁が仕事をもっていたり，病弱であったり，性格的に問題があったり，知能が低かったり，精神障害者であったり，年少者であったりする場合も，十分な介護力を維持することができない．

また患者と家族との間でも，人間関係における葛藤があり不仲な場合も，在宅死は難しくなる．拡大家族，三世代家族の場合は，家族ぐるみで家族を支え合うという精神的土壌が現在もなお残っている．しかし，一方において，家族共同体の絆が強すぎると，ホームヘルパーや保健師，看護師などの社会資源となるような人々を外（ソト）者として，排除する傾向があるので注意を要する．

そのほか在宅死を難しくする要因としては，住居・環境が狭小であるとか，単身独居老人世帯などがある．

## C スピリチュアルケアに関する問題

スピリチュアルケアということを言い出したのは，現代ホスピス運動の創始者シシリー・ソンダースであるといわれている．彼女は，ホスピスで患者を支援するにあたって，身体的苦痛，心理的苦痛，社会的苦痛のほかに，スピリチュアルな苦痛というものに目を向ける必要があると主張した．しかし，直接的には，WHO（世界保健機関）の憲章の前文における「健康の定義」の見直しが検討され，従来の身体的・精神的・社会的にとどまらず，スピリチュアルに良好な状態（spiritual well-being）を加えようとする動きが出てきて，いわゆる“スピリチュアルブーム”に火をつけたからである（第２章③－Aおよび第４章③－Dも参照）．

健康の定義のなかにスピリチュアルな問題を入れることに批判的な意見をもつ人は，客観的であるべき健康の定義に主観的な要素を入れてよいのか，メンタルとスピリチュアルの違いをどう判断するのかといった疑問を提出している．実は，このような指摘こそ，スピリチュアリティを考えるときに非常に重要なポイントであると思われる．わが国でも，昔から霊性の重要性ということがいわれてきた．こうした論議はこのような問題を見直すよい機会となる．

現在のWHOの憲章で記されている「身体的・精神的および社会的に良好な状態」を維持する方法は，主として因果論によって解明されてきた．たとえば，身体的健康という問題を例にあげると，Aという原因があってBという結果に至る．ウイルスが体内に入ったから発熱する．癌細胞が身体内で増殖しているので癌になる．だから，ウイルスや癌細胞をたたけば健康になる．こうした科学的論理は因果論である．このような因果論は，心理的な面でも社会的な面でも，健康を科学的な立場から解明するためには，有力な武器となる．

ところが，スピリチュアルな問題は因果論では解決できない．なぜ自分だけが，今病気になって死ななければならないのか，不条理だ．生きていても何の値打ちもない．自分の人生は何だったのか，今後何をしたらよいかわからないといった問題は，因果論とは別のパラダイム（認識のための枠組み）に属する事柄である．このような問題に対して，科学的に，つまり原因と結果の因果論で答えを出そうとすると行き詰まってしまう．患者の死の問題，あるいは生きる意味といったテーマは，因果論で説明するには限界があり，意味論や目的論のなかで考えていくべき事柄であって，それが，スピリチュアルな苦痛を解明する鍵になるのだと考える．

ところで，スピリチュアリティは，目に見えないもので，なかなか定義しにくいが，この世界のなかで生きて働いているエネルギーというふうに位置づけられるのではないかと思う（第１章①-D参照）．そして，そのエネルギーは，人によって様々な現れ方をする．われわれは，そのエネルギーの働く方向性というのが３つに分けられると考える．

１つ目は自分との関係，２つ目は他者や環境との関係，３つ目は超越的な存在との関係のなかで働くエネルギーである．

次に具体的にスピリチュアルなものが働く方向性に従った現れ方についてまとめてみよう．

#### (1) 自分との関係性について

表面的な自己から人間の深い部分にある内的自己，または真の自己への関係ないし介入に関することが問題となる．

##### ① 自己洞察に関する問題

これまでの人生の記憶との折り合いの問題，人生の意味・目的，自己実現（アイデンティティ），罪責，価値，人格・存在，自己受容，自己コントロール感，自己成長，真の自己との出会いなど．

##### ② 今の人生をどう生きるか

生命の質（quality of life；QOL）と，死に方の質（quality of death；QOD）に関する事柄が問題となる．

QOL や QOD は，特にターミナルの場面における生き方の質や内容を問題としている．QOL の中心的な課題は自己決定権であり，質が保証されない場合は，生きることを拒否すること，つまり QOD を検討することになる．このように，臨死患者が死に至るまで，どのようにしたら充実した生活を送ることができるかということが QOL の究極的なテーマである．

しかし，充実した生活を QOL の原点とし，QOL の向上に尽くすことが至上価値であるという立場に立ち，生命の尊厳ということを軸に考えると，なかなか生き甲斐をもてない精神障害者，知的障害者，身体障害者などは，生きるに値しない存在として，QOL の低い存在とみなされ，切り捨てられていく危険性がある．

**③ 死後どうなるのか**

救済されるのか否か，親しい者との再会はできるのか，死ぬ希望はあるのかといった自分の未来に関する事柄が課題となる．

**④ 苦しみの意味をどう受け取るべきか**

なぜ，自分だけがこんなに苦しまなければならないのか，どうして，自分がひどい病気になって死ぬのかといった，自己の病気や苦難という不条理な事柄への問いと，その解決を模索することが当面の検討課題になる．

**(2) 他者や環境との関係性の問題**

**① 他者への負目に関すること**

死者に対して迷惑をかけた，申し訳ないことをしたといった生者と死者との和解をどうするか，自己の罪責感と他者への怨みや許し，謝罪の問題，将来遺族となる人への感謝，遺言などをどう表現するかといった事柄．

**② 他者（生者および死者）と自己との基本的信頼感を維持する問題**

**③ 自己とコミュニティの関係**

個と集団，個人と共同体との関係，あるいは個と民族，社会，家族との関係のあり方など．

**④ 人間と環境との関係について**

人間と自然あるいは環境との折り合い，共生，共存に関する事項をどうするかといった問題．

**(3) 超越的な存在との関係**

超越的な神，宇宙，聖なるもの，仏，大いなる存在などとのかかわり．

上に述べた自分と内なる自己，他者や環境（自然），超越的存在としての神との「関係性」がうまくいっている場合は，スピリチュアルに良好な状態（spiritual well-being）であるという．また，このような状態は統一性と一貫性，バランスと全体性を保っている．

このようなスピリチュアルに良好な状態のとき，肯定的感情である調和，平安，慰め，希望，共感，安定，愛，救い，平静，喜悦感，一体感などを覚える．ところが，スピリチュアルに不良な状態のとき，否定的感情である，絶望感，無力感，無能感，無意味感，猜疑心，疎外感，虚無感，不安感，孤独感，病的罪責感，離人感，無価値感などを覚える．

次にスピリチュアルケアを求める契機について考えてみたい．

人間は，健康なときは，スピリチュアルな問題について気づくことは少ない．日常生活に忙殺されているとき，自己の内面や超越的な存在に関心をもつゆとりもないし，意識的にそのような事柄を避けて通ろうとしている．しかし，いったん，老いや病やストレスが加わる状況，不慮の事故，死などに直面すると，普段，隠されていたスピリチュアルな問題が表面に現れてくる．つまり，人は，人生の危機に遭遇し，生きる拠りどころを求め始める．これが，いわゆるスピリチュアルニード（要求）というものである．

「何をしたらよいかわからない」「どう祈ってよいかもわからない」「私の人生は何だったのか」「なぜ，私だけがこんな不幸に陥るのか」「自分は役立たずの人間だ」といった心の叫びはすべて，スピリチュアルな援助を求める“サイン”である．

ところで，スピリチュアルに不良な状態から，良好な状態に戻すためには，どのような方法が考えられるだろうか．この点について最後にまとめておきたい．

第１に真の自己との直面化に関していえば，瞑想，ありのままに生きること，こだわりを捨てること，告解，内観，内省，自己洞察などがある．

第２に人や自然との関係性の改善についていえば，自然に触れること，旅をすること，自然破壊防止運動に参加することなどの方法があり，人との関係の改善のためには，情緒的支援を受けたり，自ら悩みを表出する場に参加したり，人と和解や赦しの業を行うことなどがある．

第３に超越的存在との関係性を維持するためには，祈りや賛美，神仏にゆだねる心を養うこと，礼拝への参加，聖典を読むこと，神仏の恵みや憐れみを信じること，神秘体験にあずかることなどがある．

なお，スピリチュアルケアにおける第３の超越的存在とは，ある特定の宗教を指すものではない．もっとスケールは大きく宇宙や自然，人間のなかに存在する聖なる大いなるエネルギーのようなものとして，とらえるべきであろう（第１章①-D参照）．

# D burn-out に陥る死の医療の担い手に対する支援

## 1 医療従事者が burn-out に陥る状況とは

burn-out という言葉は，有名な英国の小説家，グレアム・グリーン（Greene, G.）が，自らの小説の題名（1961年）として選んだのが始まりである．その後，精神分析医のフロイデンバーガー（Freudenberger, H.）が，「燃え尽き症候群」という本を書き，その名が，世界中に知られるようになった．ちなみに burn-out は，「燃え尽くす」のほか「燃え切る」「燃料がなくなる」といった意味がある．この症候群は，職場で意欲的に働いてきた人が，長期間にわたって様々なストレスに直面することによって生ずるとされる[8]．

具体的には，看護師，医師，ケースワーカー，臨床心理士など医療者はもちろんのこと，牧師，教員，銀行員，公務員，弁護士など，専門職で使命感をもって献身的に働く人，バリバリ働く責任感のある仕事人間に多いとされる．

次に，特に医療者が burn-out に陥る状況について考えてみたい．

まず第１に，医療者は多くの人々，家族，患者からの期待が大きいために，その期待や評価になんとか答えなければならないと思い，そのことが精神的に負担になりやすい．

第２に，医療の現場は多忙である．機械の扱いにミスは許されない．人間関係も複雑で神経を使わなければならない．過重労働，人員不足，低賃金，多様な役割を同時にこなすことを要請されるなどといったことがすべてストレス要因となる．

第３に，終末期医療の現場では，一生懸命治療したりケアしても，次々と患者が死んでいくので，医療者は「治療ニヒリズム」に陥りやすい．また，死期が迫った患者は，死の恐怖や不安，あるいは見捨てられ感のやり場がないために，医療者に敵意や怒りを向ける傾向がある，そうした陰性感情を受け止めることは，非常に難しく，医療者にとって，そのこと自体罪責感を伴い大きなストレス要因となる．

第４に，終末期においては，病名告知の問題，尊厳死の問題など医療者が生命倫理上，難しい決断を迫られることが多く，そのことが精神的負担になることもある．

第５に，臨死期になると，「自分の人生は何だったのか」「あの人と和解

8）平山正実：医療者の燃え尽き症候群について，（A．デーケン，飯塚眞之編：日本のホスピスと終末期医療，春秋社，1994，p.179.）

するにはどうしたらよいか」「死後の世界はあるのか」などスピリチュアルなテーマを患者は医療者にぶつけてくることがある．このような問いに対してどう答えてよいのかということを医師も看護師も，これまで教育を受けてこなかった人が多いから，精神的重荷になる．

最後に，末期医療の現場では，チームで医療を進めていく．その際，各職種のスタッフで各々意見が異なることがよくある．そのため，意見の調整能力が問われることがあり，このこともストレス要因となる．

以上，医療者がburn-outに陥る状況について説明した．

## 2｜医療者に対するburn-out対策

医療者に対するburn-outの対策としては，だいたい次のようなものが考えられる．

### 1）治療目標の設定および明確化

比較的短期間で到達できる現実的な事柄に焦点を絞ることが大切である．具体的には，多様な役割を一度にこなすようなシステムを改め，役割を明確化させ，権限と責任をはっきりさせる．なるべく自由裁量できる部分を増やすことが，ストレスの減少につながる．

仕事量が多すぎる場合は減らし，仕事内容も不快で単調な仕事から，なるべく創造的な仕事に代えていく．給料，待遇なども見直してもらう．仕事時間と余暇時間とをはっきり区別するといった対策が必要である．

### 2）苦しみ，悲しみについて相談できる人をもつ

医療者が職場で働いていて，何か苦しいこと，悲しいことに出会ったとき，その悩みを聞いてくれる人がいることが大切である．そこで自分のやってきたことを，評価，査定，批判してもらい，いったん自己を客観的にみる訓練を身につける．そのうえで，よく話し合い，苦しみを分かちあい，共感，支援してもらったり助言してもらう．話し手となる人は，カウンセラーの場合もあるし，同僚や上司である場合もある．

### 3）医療者自身の生き方や人生観，価値観を再検討する

burn-outへの対策として，医療者自身の内面の点検・修復あるいは自己客観化が必要である．自分の性格や生への構えに関する“弱点”を知ることは，burn-outを防ぐために必要である．

たとえば「なんでも自分でやらなければ気がすまない」「一度にたくさんの責任を背負い込んでしまう」「自分の能力や強さを意識し，自分の限界を認めようとしない」「プロセス（過程）を重んずるより，結果主義，

能力主義，成功主義である」「白黒二分主義，完全主義である」「怒りや罪責感に対する処理の仕方がわからない」「人の期待や要請に対して嫌といえない」「忌まわしい記憶は表現せず，忘却の彼方にある無意識の領域に封じ込めようとする」「自分に過剰期待し追い込んでしまう」などといった性格特徴があれば，要注意である．

こうした心の構えに共通してみられるのが万能感，自己愛，我執，強迫的完全主義，理想を追い求める傾向，優越感と劣等感との間を揺れ動く不安定な心，悲しみや葛藤を抑圧する傾向などである．このような性格の人には，巻き込み（依存）と共感の違いをはっきりさせること，自己の限界性への気づき，ありのままの生き方を勧めることが大切である．

### 4）休息を取ること

burn-out を防ぐために大切なことは，burn-out の本質が身体的消耗と情緒的疲労によるものであることをはっきりと認識することにある．

そのことを踏まえたうえで燃え尽きを防ぐ対策として，大切なことは十分な休息を取ることである．また，休息のほかに，心身のリラクセーションを促すものとして旅行，スポーツ，読書，散歩，山歩き，食事，買い物，趣味に生きること，リトリート（re-treat）などがあり，こうしたことを行うことによって，疲労した心身を休ませ，心身の回復につながる．

### 5）死生観，宗教，人生観の確立と人格的成長

特に末期医療に携わるものは，その人なりのしっかりとした死生観を確立しておく必要がある．臨死患者に対応し burn-out しないためには，自らの人格的成熟と，しっかりとした自分なりの死生観をもっている必要がある．その際，重要なことは，死に対する否定的な思考ではなく，それを受容し，できれば死を肯定的・主体的にとらえることができるような死生観をもつことが望ましい．

《参考文献》


・河野友信，平山正実編：臨床死生事典，日本評論社，2000．
・Kessler, D.，椎野淳訳：死にゆく人の17の権利，集英社，1998．
・Deeken, A.：死を考える（業書　死への準備教育 3），メヂカルフレンド社，1986．
・平山正実：末期患者の心理，朝倉書店，1991．
・Doyle, D., Hanka, G.W.C., MacDonald, N.W. (ed) Oxford textbook of palliative medicine, 2 nd edition, Oxford University Press.
・Saunders, C., Baines. M，武田文和訳：死に向かって生きる，医学書院，1999．
・世界保健機関編，武田文和訳：がんの痛みからの解放；WHO 方式癌疼痛治

療法，第2版，金原出版，1996.
・Twycross, R.G., Lack, S.A., 武田文和訳：末期癌患者の診療マニュアル，第2版，医学書院，1991.
・Kubler-Ross, E., 伊藤ちぐさ訳：死後の真実，日本教文社，1995.
・武田文和，石垣靖子：がん患者の症状コントロール，医学書院，1991.
・Kubler-Ross, E., 鈴木晶訳：死ぬ瞬間；死とその過程について，完全新訳改訂版，読売新聞社，1998.

# 索引

新体系 看護学全書 別巻

**生と死の看護論**

2002年11月29日 第1版第1刷発行
2006年12月13日 第2版第1刷発行
2022年2月4日 第2版第15刷発行

定価（本体1,800円十税）

編 集 平山 正実©

＜検印省略＞

発行者 小倉 啓史

発行所 株式会社 メヂカルフレンド社

https://www.medical-friend.co.jp
〒102-0073 東京都千代田区九段北3丁目2番4号 麹町郵便局私書箱48号 電話(03)3264-6611 振替00100-0-114708

Printed in Japan 落丁・乱丁本はお取り替えいたします

印刷／大盛印刷(株) 製本／(有)井上製本所

ISBN978-4-8392-3255-9 C3347

000655-051

## 専門基礎分野

人体の構造と機能❶ 解剖生理学
人体の構造と機能❷ 栄養生化学
人体の構造と機能❸ 形態機能学
疾病の成り立ちと回復の促進❶ 病理学
疾病の成り立ちと回復の促進❷ 微生物学・感染制御学
疾病の成り立ちと回復の促進❸ 薬理学
疾病の成り立ちと回復の促進❹ 疾病と治療1 呼吸器
疾病の成り立ちと回復の促進❺ 疾病と治療2 循環器
疾病の成り立ちと回復の促進❻ 疾病と治療3 消化器
疾病の成り立ちと回復の促進❼ 疾病と治療4 脳・神経
疾病の成り立ちと回復の促進❽ 疾病と治療5 血液・造血器
疾病の成り立ちと回復の促進❾ 疾病と治療6 内分泌／栄養・代謝
疾病の成り立ちと回復の促進❿ 疾病と治療7 感染症／アレルギー・免疫／膠原病
疾病の成り立ちと回復の促進⓫ 疾病と治療8 運動器
疾病の成り立ちと回復の促進⓬ 疾病と治療9 腎・泌尿器／女性生殖器
疾病の成り立ちと回復の促進⓭ 疾病と治療10 皮膚／眼／耳鼻咽喉／歯・口腔
健康支援と社会保障制度❶ 医療学総論
健康支援と社会保障制度❷ 公衆衛生学
健康支援と社会保障制度❸ 社会福祉
健康支援と社会保障制度❹ 関係法規

## 専門分野

基礎看護学❶ 看護学概論
基礎看護学❷ 基礎看護技術Ⅰ
基礎看護学❸ 基礎看護技術Ⅱ
基礎看護学❹ 臨床看護総論
地域・在宅看護論 地域・在宅看護論
成人看護学❶ 成人看護学概論／成人保健
成人看護学❷ 呼吸器
成人看護学❸ 循環器
成人看護学❹ 血液・造血器
成人看護学❺ 消化器
成人看護学❻ 脳・神経
成人看護学❼ 腎・泌尿器
成人看護学❽ 内分泌／栄養・代謝
成人看護学❾ 感染症／アレルギー・免疫／膠原病
成人看護学❿ 女性生殖器
成人看護学⓫ 運動器
成人看護学⓬ 皮膚／眼
成人看護学⓭ 耳鼻咽喉／歯・口腔
経過別成人看護学❶ 急性期看護：クリティカルケア
経過別成人看護学❷ 周術期看護
経過別成人看護学❸ 慢性期看護
経過別成人看護学❹ 終末期看護：エンド・オブ・ライフ・ケア
老年看護学❶ 老年看護学概論／老年保健
老年看護学❷ 健康障害をもつ高齢者の看護
小児看護学❶ 小児看護学概論／小児保健
小児看護学❷ 健康障害をもつ小児の看護
母性看護学❶ 母性看護学概論／ウィメンズヘルスと看護
母性看護学❷ マタニティサイクルにおける母子の健康と看護
精神看護学❶ 精神看護学概論／精神保健
精神看護学❷ 精神障害をもつ人の看護
看護の統合と実践❶ 看護実践マネジメント／医療安全
看護の統合と実践❷ 災害看護学
看護の統合と実践❸ 国際看護学

## 別巻

臨床外科看護学Ⅰ
臨床外科看護学Ⅱ
放射線診療と看護
臨床検査
生と死の看護論
リハビリテーション看護
病態と診療の基礎
治療法概説
看護管理／看護研究／看護制度
看護技術の患者への適用
ヘルスプロモーション
現代医療論
機能障害からみた成人看護学❶ 呼吸機能障害／循環機能障害
機能障害からみた成人看護学❷ 消化・吸収機能障害／栄養代謝機能障害
機能障害からみた成人看護学❸ 内部環境調節機能障害／身体防御機能障害
機能障害からみた成人看護学❹ 脳・神経機能障害／感覚機能障害
機能障害からみた成人看護学❺ 運動機能障害／性・生殖機能障害

## 基礎分野

基礎科目 物理学
基礎科目 生物学
基礎科目 社会学
基礎科目 心理学
基礎科目 教育学